Scleritis
巩膜炎

[英] 卡洛斯・帕维西奥　著
接　英 ◎ 主译
潘志强 ◎ 主审

科学技术文献出版社
SCIENTIFIC AND TECHNICAL DOCUMENTATION PRESS
・北京・

图书在版编目（CIP）数据

巩膜炎 /（英）卡洛斯•帕维西奥（Carlos Pavesio）著；接英主译. —北京：科学技术文献出版社，2020. 5
书名原文：Scleritis
ISBN 978-7-5189-6607-3

Ⅰ. ①巩… Ⅱ. ①卡… ②接… Ⅲ. ①巩膜疾病—诊疗 Ⅳ. ① R772. 3

中国版本图书馆 CIP 数据核字（2020）第 048511 号

著作权合同登记号 图字：01-2019-7501
First published in English under the title
Scleritis
edited by Carlos Pavesio

巩膜炎

策划编辑：蔡 霞　责任编辑：蔡 霞　责任校对：张永霞　责任出版：张志平

出 版 者　科学技术文献出版社
地　　址　北京市复兴路15号　邮编　100038
编 务 部　(010) 58882938，58882087（传真）
发 行 部　(010) 58882868，58882870（传真）
邮 购 部　(010) 58882873
官方网址　www.stdp.com.cn
发 行 者　科学技术文献出版社发行　全国各地新华书店经销
印 刷 者　北京地大彩印有限公司
版　　次　2020 年 5 月第 1 版　2020 年 5 月第 1 次印刷
开　　本　880 × 1230　1/32
字　　数　103千
印　　张　8
书　　号　ISBN 978-7-5189-6607-3
定　　价　86.00元

译者编委会

主　译

接　英　首都医科大学附属北京同仁医院、北京市眼科研究所

主　审

潘志强　首都医科大学附属北京同仁医院

副主译

田　磊　首都医科大学附属北京同仁医院、北京市眼科研究所

刘兆川　首都医科大学附属北京同仁医院

李　上　首都医科大学附属北京佑安医院眼科

译　者　（按照姓氏拼音排序）

陈　娜　上海交通大学医学院附属仁济医院眼科

冯　珺　首都医科大学附属北京同仁医院、北京市眼科研究所

胡晓丹　首都医科大学附属北京同仁医院

李思源　首都医科大学附属北京同仁医院、北京市眼科研究所

卢红双　首都医科大学附属北京同仁医院、北京市眼科研究所

邱　媛　首都医科大学附属北京同仁医院

阮　方　首都医科大学附属北京佑安医院眼科

孙　存　北京市回民医院眼科

王静漪　首都医科大学附属北京同仁医院、北京市眼科研究所

王滢珲　首都医科大学附属北京同仁医院、北京市眼科研究所

杨　珂　首都医科大学附属北京同仁医院

臧云晓　首都医科大学附属北京同仁医院、北京市眼科研究所

张　鹏　首都医科大学附属北京同仁医院、北京市眼科研究所

译者简介

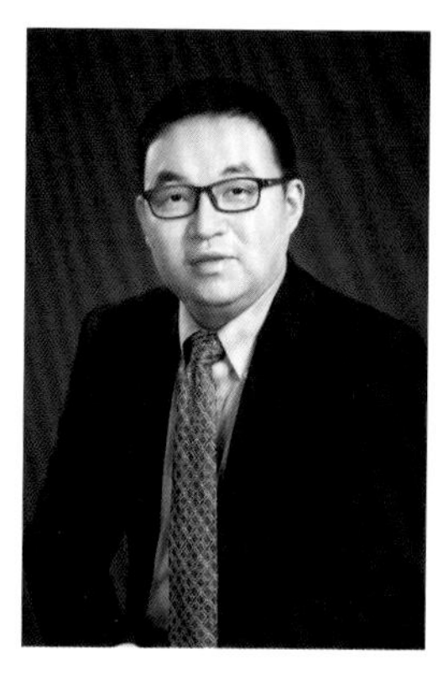

接英，眼科学博士，主任医师，硕士研究生导师，现任首都医科大学附属北京同仁医院北京市眼科研究所副所长，角膜病专科副主任，入选北京市科技新星，北京市卫生系统高层次人才学科骨干。

主要从事角膜和眼表疾病的基础和临床研究，擅长各类免疫性角结膜疾病的诊治，先后赴哈佛大学麻省眼耳医院和加州大学圣地亚哥分校 SHILEY 眼科研究所高级访问学者。

现兼任中华变态反应学会鼻眼过敏性疾病学组副组长，中国医师协会眼科医师分会角膜病学专业委员会委员，中国医师协会医学科学普及分会眼科科普专业委员会委员，中华医学会眼科学分会青年委员，北京医学会眼科学分会青年委员会副主任委员，亚洲干眼协会委员，海峡两岸医药卫生交流协会眼科专业委员会眼表与泪液学组委员，《眼科杂志》编委，《中华眼科医学杂志(电子版)》编委，《中华眼科杂志》《中华实验眼科杂志》通讯编委。研究领域主要集中在干眼、过敏及角膜移植免疫排斥反应的防治研究，先后承担国家自然科学基金项目 3 项、省部级科研项目 2 项，发表各类学术论文 100 余篇。

推荐序 1

很荣幸受接英教授的邀请，为他的译著《巩膜炎》作序，使我能借此有机会认真阅读原著和译稿，增加了对巩膜疾病的理解。

巩膜炎是常见的眼部疾病，临床表现多样，重者可累及角膜和全眼球，引起视力下降甚至失明。部分伴有全身系统性疾病的巩膜炎治疗棘手，需要如风湿免疫科等相关科室协同诊疗。国内有关巩膜炎方面的专著较少，很多眼科医生对于巩膜炎缺乏深入认知，临床诊疗欠规范。虽然 2005 年方严教授编著的《巩膜病学》较系统介绍了巩膜炎在内的疾病，但近 10 余年，对本病的诊治已有了较多的进展。

2017 年 Springer 出版了 *Scleritis* 一书，由英国 Moorfield 医院的资深眼科专家 Carlos Pavesio 教授主编，是一本全面介绍巩膜炎最新诊断和治疗的工具书，从巩膜炎发病机制、临床表现、鉴别诊断到并发症，以及处理等。还特别介绍了感染性巩膜炎及其治疗，以及全身免疫治疗的最新进展，提供诊疗的最新详细指导。

接英教授是北京市眼科研究所副所长，首都医科大学附属北京同仁医院角膜病专科副主任，是中国医师协会眼科医师分会角膜病专业委员会委员。从事角膜和眼表疾病的基础和临床工作20余年，取得了突出的成绩，曾先后赴哈佛大学麻省眼耳医院和加州大学圣地亚哥分校SHILEY眼科研究所进行访学，先后主持国家自然科学基金项目3项。接英教授和他的团队在本书的编译过程中所付出的辛苦的劳动，同时也充分体现了他们对角膜病和巩膜病等领域的学术素养，他们对眼科疾病（尤其角膜疾病）的探索和执着值得同道们学习。

本书以其丰富的内容、精美的图片、简洁的文字，便于眼科医生在短时间内学习到较为全面和规范的巩膜炎诊断与治疗的新理念和新知识。相信本书的出版对眼科住院医师、进修医生、研究生、眼科科研人员等都会有很好的帮助和启示。

本书的出版，对于丰富我国巩膜疾病的知识库，无疑具有很重要的意义，再次感谢接英教授和他的团队在繁忙的临床和科研工作中完成这本著作的翻译。

中华医学会眼科学分会常务委员
中华医学会眼科学分会角膜病学组组长
山东省眼科研究所所长
山东省第一医科大学附属眼科医院院长
二级教授、主任医师、博士研究生导师

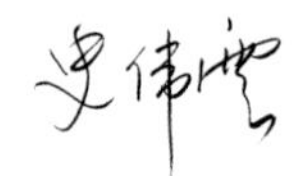

2020年3月山东济南

推荐序 2

巩膜炎是一种发病率较低的眼部炎症，可累及前部和（或）后部巩膜，以及邻近眼部组织，多与全身免疫疾病和感染相关。临床上常见前巩膜炎患者主诉眼红、疼痛，容易与结膜炎混淆，观察结膜下血管扩张充血应该在自然光下进行，避免裂隙灯照射，一旦巩膜压痛明显，就应该在排除急性虹膜睫状体炎的基础上明确诊断。后巩膜炎诊断更加困难，临床表现不明显，外部征象较少，如果患者没有同时出现前巩膜炎，常常发生漏诊，如果出现重度触痛性眼球突出、复视和（或）眼底改变相关的眼肌麻痹的患者诊断为后巩膜炎。

巩膜炎相关的病理机制有诸多问题尚无明确解释，全身排查免疫疾病和血管炎性疾病有助于发现病因。目前针对巩膜炎改变的影像学资料很少，导致该疾病的诊断更难。而治疗方面应该先明确是否是感染性巩膜炎，从而采取更合适的治疗方法。对于感染性巩膜炎，病原微生物的鉴别很重要。

临床上更多见的是非感染性巩膜炎，特别是全身免疫疾病和血管炎性疾病相关的巩膜炎，因此糖皮质激素和非甾体类消炎药用于治疗往往取得较好疗效，而对一些顽固性巩膜炎患者，新的免疫抑制剂（如霉酚酸酯、他克莫司和环孢素等）可以考虑使用，而在更少量治疗特别顽固的患者还应该考虑全身使用免疫调节相关的中药提取物（如雷公藤、正清风痛宁等），往往取得一定的长期治疗效果。

接英教授主译的《巩膜炎》针对巩膜炎相关的巩膜解剖学、发病机制、临床诊断和分类，以及治疗作了很好的介绍，书中的内容具有前沿性、系统性和实用性三大特点，充分反映了巩膜炎基础和临床研究领域的最新进展，此书将成为眼科医生、研究生，以及科研人员的重要参考书。通读本书可以更好地了解巩膜炎，加深对该疾病的认识和理解，提高巩膜炎的诊疗水平起到积极作用，从而为患者带来福音。

是为序。

中华医学会眼科学分会委员
中华医学会眼科学分会角膜病学组副组长
北京同仁眼科中心角膜病专科主任
博士研究生导师

潘志强

2020年3月28日

译者前言

巩膜炎是一种较为常见的眼部炎症，多伴有全身系统性免疫疾病。但有报道近一半的巩膜炎患者来眼科就诊时，并未诊断全身伴发性疾病，这就要求眼科医生在眼科诊疗的同时，具备全面的临床思辨能力，进行完整的病史询问和全面的检查以发现疾病的根源。最为重要的是，必须认识到一些严重的巩膜炎，需要及时转诊至风湿免疫科和其他学科协同治疗，否则将有贻误病情，甚至危及生命的风险。

国内有关巩膜炎方面的专著较少，可供参考的工具书不多，在一定程度上也限制了我国眼科医生对于巩膜炎的全面认识和规范诊疗。

随着组织病理学、分子免疫学及药物学的研究进展，对于巩膜炎的病理机制有了更深入的理解，在巩膜炎的病因诊断、分类及生物免疫治疗方面，近年来出现了许多新的发展。2019 年，我非常欣喜地

阅读到 *Scleritis* 这本著作。该书由英国 Moorfield 医院的 Carlos Pavesio 教授主编，并联合了许多国际知名的免疫性眼病专家参编。

全书用非常精练的语言，系统地介绍了巩膜炎免疫机制和临床诊疗的最新进展。全书分为 9 个章节，分别论述了巩膜炎的解剖及发病机制、分类及临床表现、相关系统性疾病、较为少见的感染性巩膜炎、巩膜炎的诊断流程、并发症及其处理、非甾体抗炎药物治疗、糖皮质激素治疗及生物免疫治疗等内容。全书图文并茂，深入浅出，既有大量丰富的临床病例，又有许多研究的进展。

书中解析到巩膜炎累及角膜的鉴别诊断，手术源性巩膜炎以及坏死性巩膜炎等，让我们深刻理解到眼部的各个毗邻部位之间、眼和全身之间的相互联系及互相影响，因此需要从整体上认识巩膜炎这一疾病，才能使临床诊疗水平获得提高。

同时，本书在临床循证队列研究的基础上，详尽地阐述了非甾体类抗炎药物和各种生物制剂的临床治疗方案，对于治疗的局限性和未知领域也做了非常好的阐述。因此，读完全书我受益匪浅，决定尽最大努力对全文进行翻译校对，并希望通过这本书的出版，将巩膜炎新的研究进展、规范的诊疗流程和新的治疗手段分享给更多的眼科工作者，以期最大程度减少误诊误治的发生，早期采取相应治疗措施使巩膜炎患者获得最佳的预后。

非常感谢中华医学会眼科学分会角膜病学组组长史伟云教授和副组长潘志强教授的悉心指导，他们在百忙之中为本书作序，在此表示深深的谢意。十分感谢科学技术文献出版社在本书翻译及出版过程中给予的大力支持。感谢参与本书的译者们，他（她）们在十分繁忙的临床工作之余高质量地完成了翻译工作，没有他（她）们的帮助，本书很难准确快速地完成，在此一并表示衷心的感谢！

本书在翻译过程中为了尽量准确表达作者原意，查阅了相关书籍及标准规范，但由于时间仓促，加之译者水平有限，译文中仍难免有不当甚至错误之处，敬请广大读者批评指正。

北京市眼科研究所副所长
北京同仁眼科中心角膜病专科副主任
接英

著者前言

巩膜炎并非最常见的眼科疾病，但因其起病急、进展快，严重者可致失明，与潜在的全身免疫系统疾病相关，这些都给临床治疗带来一定的困扰。

眼科医生应充分掌握巩膜炎的临床表现，尤其是及时发现疾病进展的蛛丝马迹，这对患者的治疗和预后至关重要。为了使临床医 生更好地掌握这一点，书中将重点阐述巩膜炎特征性的临床表现，介绍巩膜炎的致病因素，包括最常见的免疫机制、与之相关的感染因素。对于巩膜炎的诊断方法也进行了详细的描述，希望能有助于读者采用合理的方法进行诊断，避免因对临床体征认知不足，以及使用了不合理检查手段而导致漏诊、误诊。

在并发症一章中，重点讨论了与巩膜炎相关的多种可能的眼部损伤，以及相应的处理方法。在最后的章节，我们希望能够对于巩膜炎最佳的处理方法给大家提供有价值的指导，包括局部及全身的系统治疗、免疫抑制治疗的最新进展。临床医生掌握不同药物的作用及不良反应，有助于对患者开展最合理的个性化治疗。

希望本书有助于所有眼科医生提高巩膜炎的诊疗水平。

英国伦敦

Carlos Pavesio，MD，FRCOphth

目 录

第 1 章 巩膜炎相关解剖和病理学机制

第 2 章 巩膜炎的分类及临床表现

第 3 章 巩膜炎相关系统性疾病

第 4 章　感染性巩膜炎

第 5 章　巩膜炎的诊断

第 6 章　巩膜炎的眼部并发症及治疗

第7章 非甾体类抗炎药治疗

第8章 局部和全身糖皮质激素治疗

第9章 巩膜炎的生物免疫治疗

第 1 章

巩膜炎相关解剖和病理学机制

引言

巩膜炎是一种发病率较低的严重眼部炎症，可累及前部和（或）后部巩膜，以及邻近眼部组织，多与系统性免疫疾病和感染相关[1]。巩膜炎相关的解剖基础和病理机制，有诸多问题尚无明确解释。尤其是疾病的发生及其定位（前部巩膜或后部巩膜）的机制、参与免疫反应的抗原、固有和获得性免疫的作用、组织破坏的机制，以及炎症反应的自然过程等仍有待确定[2, 3]。系统性自身免疫疾病和系统性血管炎疾病方面的研究有助于我们了解这些疾病的免疫学发病机制，并有助于深入理解巩膜炎的可能机制[2]。缺乏可用于组织学检查、显微镜检查和分子研究的组织，以及良好的动物模型阻碍了巩膜炎免疫发病机制的研究进展。尽管有许多问题尚待研究，我们对于巩膜炎的解剖基础和免疫机制的研究也在不断深入。本章我们将讨论非感染性巩膜炎的解剖学基础和已知机制，概述“已知的未知领域”，并将其留待未来的研究，启发我们对本病的理解，同时改善疾病的治疗手段。

巩膜解剖

巩膜是眼球坚韧的外层结构，保持眼球及其内容物的结构完整性。巩膜主要由胶原纤维组成，不透明，具有一定的拉伸强度。

（1）血管系统

巩膜是一个相对无血管的结构，代谢活性较低。血液供应的两个主要途径分别为表层巩膜和脉络膜血管系统。表层巩膜血管系统由两个系统组成。前睫状动脉起源于眼动脉和直肌上的小肌肉动脉，这些血管形成一个网络，为表层巩膜和前部巩膜提供血液供应，并与睫状体和虹膜内的血管吻合。两条睫状后长动脉通过距离视神经 3.5 ~ 4 mm 的导血管进入巩膜，并在赤道处进入脉络膜上腔内，这些动脉主要向虹膜和睫状体供血。因此，前部巩膜接受表层巩膜和睫状后长动脉的血液供应，前部巩膜组织通过表层巩膜和脉络膜的扩散获取营养[4]。后部巩膜的营养物质主要来自脉络膜循环的扩散。

眼后部的表层巩膜非常薄，血管较少，因此为巩膜提供的营养较少。睫状后短动脉的10 ~ 20个分支进入视神经附近的巩膜，可直接为脉络膜提供营养，并与睫状后长动脉吻合。

毛细血管和毛细血管后微静脉均由内皮细胞组成，内皮细胞的薄层基膜即血管膜，周围是不连续的周细胞网[5]。使用荧光素结合辣根过氧化物酶（44 kD）和不同分子量的葡聚糖进行的研究表明巩膜外血管是“可渗漏的”，因此，大分子可以通过内皮细胞间隙穿过薄血管壁[6，7]。正常巩膜的吲哚青绿血管造影在15分钟后也没有出现渗漏[8]。由于大多数染料与白蛋白（66 kD）和其他大的血清蛋白结合，因此可明显扩散的分子限于44 ~ 66 kD的范围。

（2）表层巩膜血管标志

CD31是良好的血管显微检测标志物，在血管内皮中有丰富的表达。$CD31^+$的血管主要在表层巩膜被检测到，在除穿通支血管外的巩膜基质或棕黑层中很少见[9]。巩膜血管相对较小，直径通常不超过50 μm。这些小血管的密度在前部巩膜中最高，形成网状结构，在赤道附近区域较低，在后部巩膜中最低。

血管黏附分子-1（vascular adhesion molecule-1）是高内皮微静脉（high endothelial venules，HEV）的标志物，是参与淋巴组织中白细胞迁移的黏附分子[10]。阻断VAP-1可以抑制白细胞的迁移。此外，VAP-1还具有酶功能，可催化活性氧的形成[11]。在正常人巩膜中，VAP-1在小动脉中表达，但不在小静脉中表达[12]。由于白细胞通常不通过动脉迁移，因此VAP-1在这部分血管的表达表明其蛋白酶功能的重要作用。然而，VAP-1在巩膜炎中的作用尚不清楚。有趣的是，大部分表层巩膜血管周围有淋巴管内皮透明质酸受体-1（lymphatic vessel endothelial hyaluronan receptor-1，LYVE-1）/CD68^{+}巨噬细胞[9]。在正常条件下，在LYVE-1附近未检测到作为淋巴内皮细胞标志物的平足蛋白。这表明巩膜血管被特定的巨噬细胞而非淋巴管包绕。LYVE-1/CD68的共染色表明巨噬细胞在此位置的特殊作用，有推测，这些细胞可能在长期慢性巩膜病的淋巴管发生中起到重要作用。

如上所述，正常成年人的巩膜无任何淋巴管，即缺乏LYVE-1/平足蛋白阳性血管[9]。在胚胎发育的所有阶段，发育中的巩膜均不表达淋巴管[13]。这种淋巴管形成豁免的潜在机制尚无描述。与正常巩膜相反，长期处于炎症状态的巩膜（如巩膜炎中），则具有LYVE-1/平足蛋白阳性淋巴管，可推测在慢性炎症的条件下，LYVE-1阳性巨噬细胞转分化为淋巴管内皮细胞[14]并刺激巩膜中的淋巴管生成[9]。

迄今为止，对巩膜血管系统特征的描述无法解释其为何是免疫复合物介导的血管炎的易感部位；不像其他血管床部位（如皮肤、肾小球和关节滑膜）则具有免疫复合物易沉积特点。这些组织往往具有丰富的血液供应，具有毛细血管环和高血流，而这些都不是巩膜的典型特征。此外，没有血管标志物或巩膜微循环的显著特征可以解释为什么巩膜组织是免疫反应和血管炎的靶点。

巩膜的细胞组成

纤维细胞是巩膜内的主要细胞类型，稀疏地分布在巩膜基质内。它们通过沉积使细胞外基质（extracellular matrix，ECM）分子（包括胶原蛋白）变性而促进重塑。其他次要细胞类型包括巨噬细胞和树突细胞。这些细胞如何到达巩膜内尚不完全清楚。近期使用绿色荧光蛋白（GFP）转基因小鼠进行的研究发现，在正常受体小鼠和实验诱导的实验性自身免疫性葡萄膜炎（experimental autoimmune uveitis，EAU）的小鼠中，骨髓来源的造血干细胞可以被募集到巩膜，并显示巨噬细胞和树突状细胞的表型特征[15]。

人巩膜的生化组成

人巩膜在早期胚胎发育期间形成并且有双重组织来源。大部分巩膜分化于神经嵴，属于神经外胚层，而小部分来自中胚层。有趣的是，真皮、软骨、骨骼、软脑膜和血管周围平滑肌等组织也来自神经嵴和中胚层，这可能解释了巩膜炎症与累及这些组织的全身性自身免疫疾病密切相关的原因。巩膜的结缔组织主要由巩膜成纤维细胞的细胞外基质（ECM）蛋白组成。这些蛋白质通常以不规则交织的板层排列，赋予巩膜以其特有的强度和弹性。成年哺乳动物巩膜的80% ~ 90% 由胶原组成，主要为 I 型胶原；巩膜基质中不到 2% 由弹性蛋白组成[16]。在胎儿发育期间，早在妊娠后第 6 周就可以检测到胶原蛋白，而弹性蛋白在妊娠第 9 周出现[17]。在成人巩膜中已经发现的其他胶原类型包括Ⅲ、Ⅳ、Ⅴ、Ⅵ、Ⅶ、Ⅻ和ⅩⅢ[18]；每种胶原都有相当多样化的功能。其中有些胶原的相互作用在胶原纤维形成期间调节胶原纤维尺寸；有些胶原可沉积在特别的基底膜（如 Descemet 膜）中[19]，而另外一些则将细胞锚链连在关键基质组分上。巩膜胶原蛋白是如何形成尚不明确，但基质金属蛋白酶（matrix metalloproteinase，MMP）家族可能参与该过程，因为在巩膜炎患者的巩膜组织中发现其上调并参与胶原蛋白的裂解，伴有其他基质成分的变化[20，21]。

巩膜基质中富含的其他蛋白质包括蛋白多糖（proteoglycan，PTG）及其糖胺聚糖（glycosaminoglycans，GAGs）的可变侧链，包括硫酸化的软骨素、皮肤素、肝素或角蛋白分子，其分布也随年龄和在巩膜中的位置而变化[22]。在巩膜内同样发现了富含亮氨酸的重复PTG核心蛋白，如聚集蛋白聚糖、光蛋白聚糖、双糖链蛋白聚糖和核心蛋白聚糖，其中一些从婴儿期到成年期逐渐沉积[23]。在光蛋白聚糖（lumican）缺陷小鼠[24]和斑马鱼[25]中可以观察到PTG对巩膜结构和功能的支持，因在巩膜胶原纤维形成中有显著的功能缺陷，导致巩膜变薄。因为其中一些分子可以被炎症环境中产生的介质酶解，所以可以产生自身抗原，这些自身抗原被免疫细胞上的Toll样受体识别[26]，可能导致局部的巩膜炎。

在巩膜基质中发现的其他糖蛋白包括纤连蛋白、玻连蛋白和层粘连蛋白，这些糖蛋白在发育过程中也曾被一过性调节[17]，但在成年人眼中很难发现[27]。这些细胞外基质分子可能是巩膜形成时促进早期细胞黏附和移行所必需的，一旦巩膜组织形成后就会消失。

巩膜炎的分类

诊断巩膜炎的两个重要因素是炎症的解剖位置和疾病的临床表现。巩膜炎在解剖学上根据炎症的主要部位分为前、后或全巩膜炎（图 1.1）。前巩膜炎分为弥漫性、结节性或坏死性；后巩膜炎分为弥漫性、结节性[1，2]。该分类具有临床意义，并且与预后、对治疗的反应、与全身性疾病的关联均相关。基于临床和相关检查，确诊巩膜炎的潜在病因，对于指导治疗决策，尤其是区分感染性和非感染性的巩膜炎和伪装综合征至关重要。

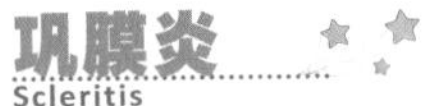

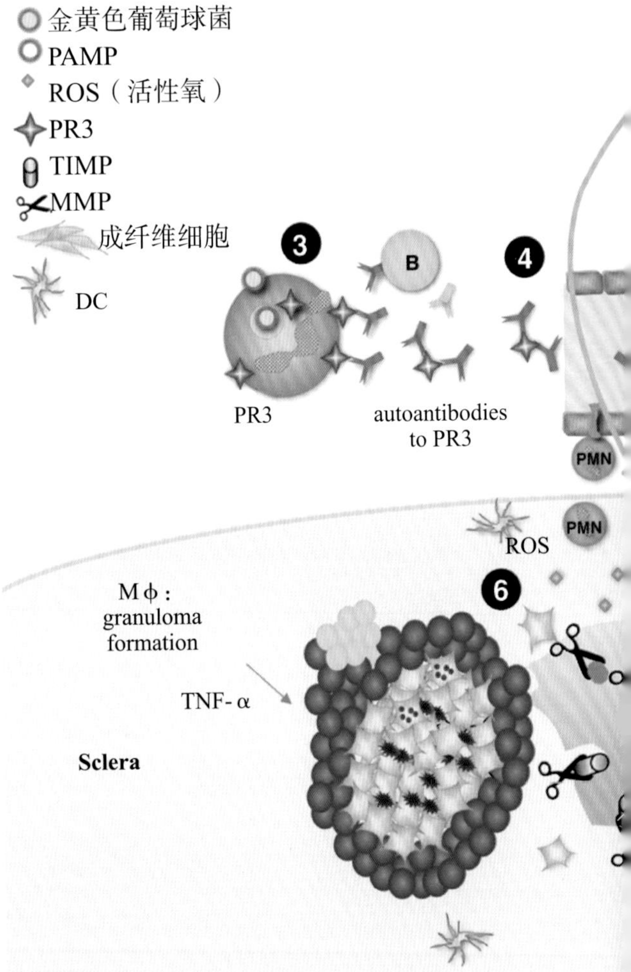

金黄色葡萄球菌
PAMP
ROS（活性氧）
PR3
TIMP
MMP
成纤维细胞
DC

3
B
4
PR3
autoantibodies to PR3
PMN
PMN
ROS
6
Mϕ: granuloma formation
TNF-α
Sclera

①单核细胞/巨噬细胞和B细胞将金黄色葡萄球菌抗原呈递给辅助T细胞。巨噬细胞在将抗原呈递给T细胞时分泌IL-23，并诱导IL-17产生。②活化的巨噬细胞分泌IL-1β和TNF-α并激活中性粒细胞，这些中性粒细胞是

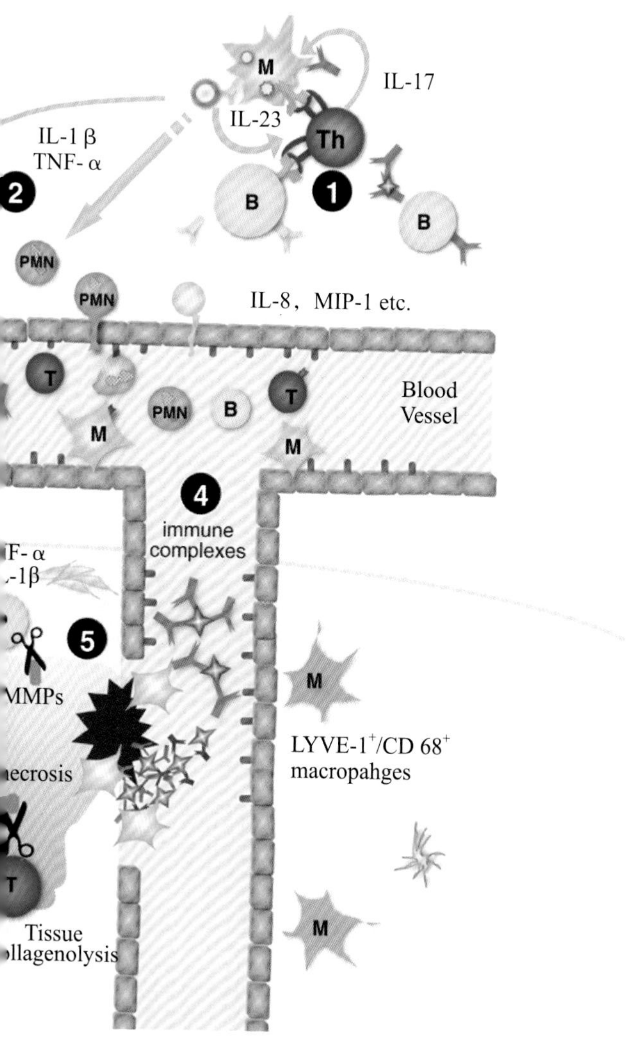

通过IL-8从血液循环中募集而来。③中性粒细胞吞噬金黄色葡萄球菌，随后表达蛋白酶3（proteinase3，PR3）和活性氧（reactive oxygen species，ROS）。④PR3抗体形成免疫复合物。⑤由于补体级联和巨噬细胞活化

导致免疫复合物在内皮上的沉积，从而导致血管炎，在试图从血管床中清除免疫复合物时释放ROS。坏死和脉管系统损失可导致血管炎和肉芽肿形成。⑥巩膜中的T细胞、浆细胞（P）、巨噬细胞、树突状细胞和成纤维细胞释放组织破坏性基质金属蛋白酶（MMP）和基质金属蛋白酶的组织抑制剂（tissue inhibitor of matrix metalloproteinase，TIMP）。TNF-α和IL-1β可以使MMP的产生多于TIMP，导致组织破坏。由中性粒细胞产生的ROS也促进巩膜组织的破坏。

图1.1　巩膜炎的发病机制

发病机制

由于缺乏可用的眼组织及完善的疾病动物模型，阻碍了对非感染性巩膜炎的病理学和免疫发病机制的了解。可获得的有限信息是来自患有严重巩膜炎患者眼组织病理学标本的研究，然而这种组织通常来自慢性、严重的终末期巩膜炎患者，可能被治疗或邻近眼组织（如结膜、表层巩膜组织）的检查而改变。巩膜炎是一个临床诊断，通常不需要巩膜活检确诊；活检通常被认为是禁忌，因为它可能增加穿孔和发生其他并发症的风险[28]。一个例外情况是通过组织活检确认感染（如疑似真菌性巩膜炎）或恶性肿瘤（伪装综合征）的诊断[29，30]。

在临床上，巩膜炎为亚急性发病，炎症持续较长时间或直至得到合适的治疗。目前尚不清楚巩膜炎是否起始于急性炎症反应，逐渐发展为慢性炎症或者从一开始就是慢性炎症。与其他常见类型的非感染性慢性炎症一样，其微观组织变化在慢性炎症细胞（淋巴细胞和单核细胞）的弥漫性浸润（伴有或不伴有坏死）到严重的肉芽肿性炎症（伴有或不伴有坏死）之间（图1.1、图1.2和图1.3）。

患者组织微观变化的研究结果也反映了感染性和非感染性巩膜炎的临床表现异质性。Rao等人描述了从少数患有严重终末期非感染性巩膜炎患者获得的眼组织标本的组织学发现[31]，他们描述了两种主要类型的巩膜炎。类风湿性关节炎（rheumatoid arthritis，RA）相关性巩膜炎患者有组织坏死区域，周围为肉芽肿性炎症；相比之下，非感染性“特发性巩膜炎”患者的巩膜组织有慢性炎性浸润，没有组织坏死。最近的一项研究进一步表明了坏死性巩膜炎患者组织中的炎症细胞浸润[32]。研究表明，自身免疫组患者的组织中，大多数炎症细胞是B细胞（CD20, 43%）、$CD68^{+}$巨噬细胞（35%）和其他细胞，包括$CD3^{+}$（17%）、$CD8^{+}$（8%）和DRC^{+}（4%），以及不到1% $CD4^{+}$ T细胞。相反，在特发性巩膜炎的患者组中，大多数细胞是巨噬细胞[$CD68^{+}$（43%）]和T细胞[$CD3^{+}$（23%）]，17% B细胞（CD20）和7% $CD8^{+}$T细胞。这些有限的研究表明，CD 20^{+} B细胞和巨噬细胞是严重慢性巩膜炎患者眼组织中的主要细胞类型[32]，该发现与其他慢性炎症疾病（如结节病、肉芽肿性疾病、多血管炎、类风湿性关节炎）一致。

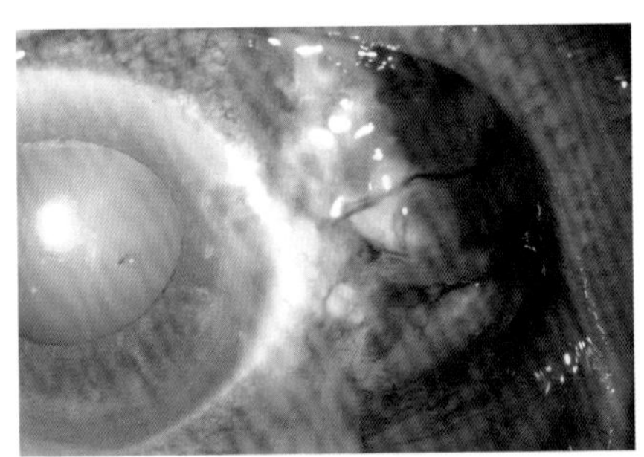

抗中性粒细胞胞浆抗体（antineutrophil cytoplasmic antibody，ANCA）阳性肉芽肿伴多血管炎（polyangiitis，GPA）患者的坏死性巩膜炎，巩膜完全丧失，暴露深色脉络膜，坏死区的边缘是无血管的。

图1.2　坏死性巩膜炎

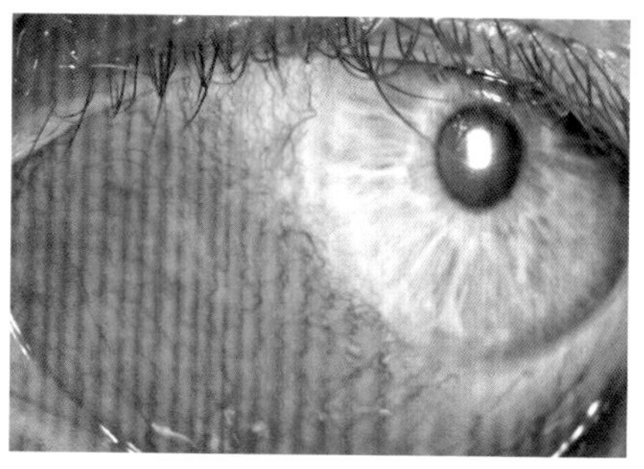

患有长期类风湿性关节炎的患者的弥漫性巩膜炎。

图1.3 弥漫性巩膜炎

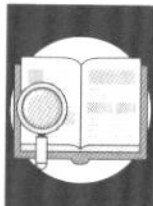

巩膜炎是局限性的眼部血管炎吗?

基于临床观察、血管造影研究，以及巩膜炎与系统性血管炎综合征（如冷球蛋白血症、白塞氏病、系统性红斑狼疮、巨细胞动脉炎和 GPA）的关联，有观点认为巩膜炎是局限性的血管炎。Watson 提供了支持这一观点的早期证据，他最早对 1 例严重前巩膜炎患者的前段血管造影和组织学进行研究[33]。该研究揭示了潜在的血管闭塞过程，可能是由于 MMP 的激活，与其缺血区域相对应的坏死巩膜组织出现酶联的基质胶原崩解。虽然巩膜血管的血栓性闭塞明显，但没有血管炎的组织学证据。支持巩膜炎为局限性血管炎的其他证据包括对坏死性巩膜炎患者（$N = 25$）和复发性非坏死性巩膜炎患者（$N = 5$）的结膜和巩膜进行活检的相对大型的组织病理学研究[34]。与既往研究结果一致，巩膜炎患者眼组织的浸润细胞中，T细胞、巨噬细胞和HLA-DR表达的数量增加。有趣的是，在3/4的巩膜活检组织和超过50%结膜活检标本中观察到血管炎伴有巩膜血管的纤维蛋白样坏死和血管壁的中性粒细胞浸润。作者还描述了在93%巩膜和79%结膜组织中存在血管壁的“免疫沉积”。这些观察结果支持巩膜炎是基于免疫复合物介导的局限性血管炎的概念。这种血管炎可能累及巩膜表层血管，偶尔也会累及巩膜血管。

任何形式炎症的基本机制都包括白细胞从血管内移动到血管外的能力。大量黏附分子及其受体，以及许多细胞因子和趋化因子介导了这一过程。有研究检测了患者和正常人巩膜中细胞间黏附分子1（intercellular adhesion molecule 1, ICAM-1）、E-选择素（内皮白细胞黏附分子）、血管细胞黏附分子1

（vascular cell adhesion molecule 1，VCAM-1）、极晚期抗原4（very late antigen 4，VLA-4）和淋巴细胞功能相关抗原1（lymphocyte function-associated antigen 1，LFA-1）的表达和细胞分布。研究发现，在所有送检的巩膜和结膜标本中，LFA-1在浸润细胞中强烈表达。ICAM-1和LFA-1的配体也在12个巩膜标本中的7个有表达[35，36]。此外，12个巩膜标本中的8个，在血管内皮细胞上检测到E-选择素。这些黏附分子及其受体和相关细胞因子的表达可为理解疾病的发病机制，以及巩膜炎的潜在治疗靶点提供思路。

Watson和Romano最近的一份报告表明，巩膜炎患者的临床进展过程支持目前的巩膜炎临床分类。对巩膜炎患者的免疫组织学、荧光素/ICG血管造影、3D蛋白聚糖和角蛋白硫酸盐电子显微镜检查的研究表明，从炎症的发生开始，坏死性巩膜炎、弥漫性巩膜炎、结节性巩膜炎不仅临床过程不同，而且有不同的发病机制。他们认为非坏死性巩膜炎是自身免疫反应的结果，而坏死性巩膜炎更可能是已经存在（即使临床表现不明显）系统性血管炎综合征的并发症。作者指出，眼前段光学相干断层扫描（ocular coherence tomography，OCT）和 en face OCT 成像能力的提升使得研究者能够在疾病的自然病程中首次观察到巩膜和相邻组织的变化。这些临床观察表明炎症变化累及脉络膜和巩膜之间潜在的脉络膜上腔。巩膜炎患者眼组织病理上存在的巩膜下肉芽肿支持这种观察结果。这些新的成像技术也解释了巩膜炎并发的角膜变化，并提示相邻的表层巩膜和脉络膜在巩膜炎的发病机制中存在密切关联。

通过对常见全身性疾病的研究，包括类风湿性关节炎、系统性红斑狼疮和系统性血管炎综合征 [如白塞氏病和 ANCA 相关性血管炎（ANCA-associated vasculitis，AAV）]，也可以了解非感染性巩膜炎的发病机制（图 1.2）[2]。针对这些疾病的免疫机制研究对于理解巩膜炎的潜在机制和治疗方法具有重要意义。巩膜炎的发展很可能是由多种不同的免疫病理过程引发的，这与临床观察一致，这些过程在巩膜和相关的眼部结构中具有不同的表现（图 1.3）[2，3]。

类风湿性关节炎的特征为慢性滑膜炎，并且这种滑膜病变的微观特征与在巩膜炎患者中观察到的巩膜病变相似。类风湿性关节炎的滑膜炎为单核细胞浸润，并伴有成纤维细胞和活化白细胞的复杂混合物，包括巨噬细胞、树突细胞（DC）、CD4/CD8 T 细胞、B 细胞和浆细胞[36]。与巩膜炎患者的活检组织检查相比，类风湿性关节炎滑膜组织还存在肥大细胞、NK 细胞和 NKT 细胞[37]。类风湿性关节炎患者的滑膜病变与巩膜炎患者的眼部病变类似，均相对缺氧，但前者血管化程度更高，这种变化的生物学意义和原因尚不清楚[38]。在巩膜中，这种缺氧可导致巩膜梗死和坏死，多在坏死性巩膜炎中观察到。

尽管类风湿性关节炎的确切免疫发病机制尚未完全阐明，但有大量证据表明遗传和免疫因素在其中起着重要作用[36，37]。基于对类风湿性关节炎发病机制中遗传和免疫机制的研究，有学者认为这不是单一疾病而是一组异质性疾病，其中至少存在两种明显的疾病表型，包括一种严重的类风湿性关节炎表型，见于 HLA-DRB1 阳性的患者，具有抗瓜氨酸化蛋白抗体（anti-citrullinated protein antibodies，ACPA）的吸烟者。这些患者不仅滑膜炎更具侵袭性，而且由于心血管疾病从而具有更高的发病率和死亡率[36，37，39]。根据我们的经验，这是最可能患有巩膜炎的患者亚组。相反，没有ACPA的HLA-DRB1阳性的患者临床表型较轻，这些患者的疾病进展性较小，心血管并发症较少，并且较少发生巩膜炎。迄今为止，尚无与巩膜炎相关的类风湿性关节炎亚型的研究，而且预测不同类型巩膜炎的基因学研究也尚未进行。

既往认为类风湿性关节炎是由各种组织（包括关节和眼部）中的免疫复合物沉积介导，使补体成分激活，随后出现由T细胞、B细胞、巨噬细胞、滑膜成纤维细胞、MMP和促炎细胞因子（包括TNF-α、IL-1和IL-6）参与的慢性炎症反应[36]。与其他自身免疫疾病一样，类风湿性关节炎先前被认为是“单细胞显性疾病”（如CD4 T细胞驱动的疾病）。这个概念现在已经被一个更加综合的自身免疫慢性炎症模型所取代，该模型包括遗传因素，以及获得性和固有免疫系统的复杂的相互作用[36]。目前认为炎症反应部位的固有细胞（包括滑膜细胞、软骨细胞和破骨细胞）也在诸如类风湿性关节炎的免疫病理过程中起关键作用。这些观察结果对巩膜炎也具有提示作用。因为巩膜炎多发生于类风湿性关节炎的患者中，并且鉴于滑膜和巩膜组织中细胞浸润的性质相似，这些疾病很可能具有相仿的免疫发病机制。用于治疗类风湿性关节炎，特别是抗肿瘤坏死分子（tumor necrosis factor，TNF）治疗的高效生物疗法的出现使得巩膜炎成为该疾病的一种不太常见的并发症。

系统性红斑狼疮发病机制的研究进展缓慢而困难。与类风湿性关节炎的研究类似，系统性红斑狼疮现在被认为是一种复杂的疾病，遗传因素、对自身（核和细胞）抗原的免疫反应、抗核抗体（antinuclear antibodies，ANAs）的产生、抗原-抗体（免疫复合物）在特定器官的沉积和相关的补体激活都参与其中[40]。最近的研究发现了很多系统性红斑狼疮发病机制的新因素，包括浆细胞样树突状细胞（pDC）、I型干扰素和中性粒细胞[41，42]。有学者提出免疫复合物激活 pDC，分泌Ⅰ型干扰素，从而产生系统性红斑狼疮的临床特征[41]。目前认为中性粒细胞参与这种免疫反应，并且提出抗自身抗体（如 ANAs）可以激活中性粒细胞，释放含有 DNA 和抗微生物肽复合物的中性粒细胞胞外菌网（neutrophil extracellular traps，NETs）[43]。这些复合物反过来可激活 pDC，导致干扰素 -α 释放。NETs 形成的分子基础尚不清楚。活性氧物质（如超氧阴离子和活化的中性粒细胞）释放的过氧化氢，会造成系统性红斑狼疮患者的组织损伤[44]。这些观察可能具有治疗提示价值，抑制中性粒细胞浸润、NETs 形成和中性粒细胞活性氧的产生，可以抑制系统性红斑狼疮中的慢性炎症[42]。同样，由于中性粒细胞在巩膜炎中大量存在，因此类似的治疗方法也可能适用于巩膜炎。

系统性血管炎已成为巩膜炎最常见的临床相关疾病之一。所谓的 ANCA 相关性血管炎（AAV）包括 3 种不同的临床综合征：肉芽肿伴多血管炎（GPA，既往称为 Wegener 肉芽肿病）、显微镜下多血管炎（GPA）和楚格 - 施特劳斯综合征（Churg-

Strauss Syndrome，CSS）。这些综合征的特征是小血管坏死性血管炎，通常累及眼、肾、肺、关节和皮肤[45]。这些疾病的共同临床特征是血清 ANCA 抗体的存在。ANCA 的两个主要抗原特异性是蛋白酶 3（PR3）和髓过氧化物酶（myeloperoxidase，MPO）。PR3 和 MPO 是存在于中性粒细胞和单核细胞细胞质颗粒中的酶。PR3 和 MPO 位于细胞内，当细胞因子或微生物激活细胞时，可在细胞表面表达[46]。由于中性粒细胞和巨噬细胞浸润通常存在于巩膜炎和血管炎的早期病变中[47]，来自浸润细胞的氧自由基和蛋白酶的释放增加了炎症和损伤[48 ~ 50]。

MPO-ANCA 抗体经胎盘传递给新生儿后可诱发疾病，可以证明 ANCA 在血管炎和巩膜炎发病机制中的作用[51]。表明 ANCA 致病作用的额外间接证据来自一些临床试验，这些临床试验已证实 B 细胞耗竭疗法[52，53]和血浆置换[54]对 AAV 和巩膜炎患者的疗效。疾病的动物模型也可提供 ANCA 在 AAV 发病机制作用的直接证据（在参考文献 55 中综述）。这些动物研究表明，

MPO-ANCA 可直接引起肾小球肾炎和肺毛细血管炎[56]。然而尚未建立 PR3-AAV 动物模型，巩膜炎不是 ANCA 相关性血管炎动物模型的临床特征[55]。

尽管这些疾病的临床观察提示了某些微生物感染的作用，但系统性血管炎相关的病因或起始因素仍不清楚。已知乙型肝炎和丙型肝炎可分别引起 PAN 和冷球蛋白血管炎[57 ~ 59]。已有研究证明了金黄色葡萄球菌参与 AAV 的发病机制，并且有报道提示，与对照组相比，AAV 患者中该微生物的慢性鼻携带者较多。鼻腔携带金黄色葡萄球菌是疾病复发的危险因素[60]，抗生素治疗可降低疾病复发率[61]。尽管这些发现强烈支持金黄色葡萄球菌感染可能参与血管炎发病的观点，但其潜在机制尚不清楚。有观点认为，AAV 可能由呼吸道的微生物感染引发。这种感染可以产生超抗原、膜蛋白和（或）肽聚糖，刺激呼吸道中的抗原呈递细胞（antigen-presenting cell，APC）分泌多种炎症介质，如细胞因子、白细胞介素（IL-17、IL-23）。呼吸道上皮细胞可分泌 IL-8 并吸引中性粒细胞。活化的巨噬细胞也可释放细胞因子（包括 IL-1β 和 TNF-α），可激活中性粒细胞（PR3 的膜表达）并上调黏附分子。补体激活可以增强和放大免疫反应，与 AAV 的发病机制有关[59]。类似的机制可能参与 ANCA 相关性巩膜炎的发病。

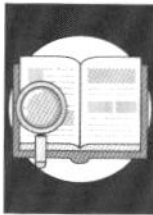

巩膜炎组织破坏的机制

严重巩膜炎，特别是坏死性巩膜炎的一个特征是巩膜和邻近角膜组织的破坏。造成这种组织破坏的主要机制之一是基质金属蛋白酶（MMP）的激活。MMP 是一类蛋白水解酶，在生理性和病理性组织重塑过程中起关键作用。基质金属蛋白酶组织抑制剂（TIMP）在控制 MMP 的酶活性中起关键作用。坏死性巩膜炎患者的巩膜组织中表达 MMP 和 TIMPs 的细胞[20]已得到充分证实（图 1.4）。研究表明，巩膜固有的成纤维细胞及炎性细胞（如巨噬细胞和 T 淋巴细胞）在坏死性巩膜炎患者的组织中表达 MMP-3、MMP-9 和 TIMP-1。

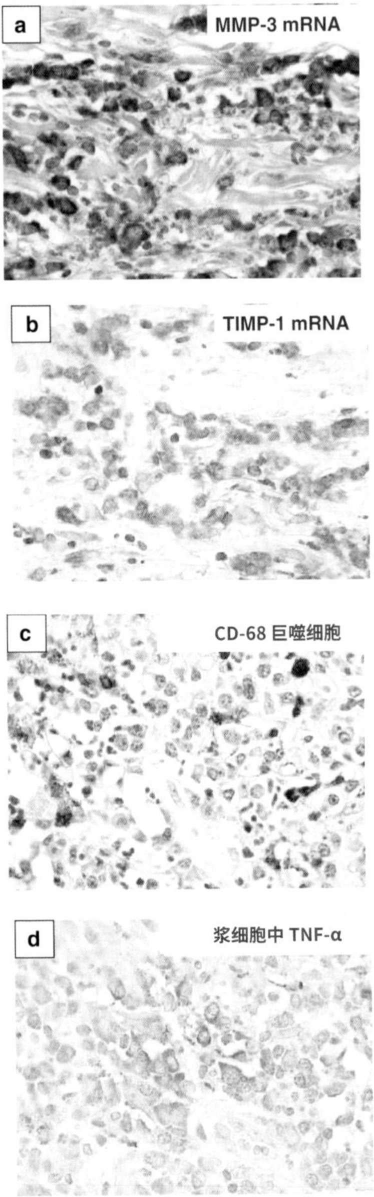

a MMP-3 mRNA

b TIMP-1 mRNA

c CD-68 巨噬细胞

d 浆细胞中 TNF-α

所有图像均来自同一坏死性巩膜炎患者。a：通过原位杂交检测炎症细胞中的MMP-3mRNA；b：通过原位杂交检测炎症细胞中的TIMP-1mRNA；c：通过免疫组织化学检测炎症灶内的CD-68阳性巨噬细胞；d：通过免疫组织化学检测由浆细胞产生的TNF-α。

图1.4 巩膜炎的免疫组化

此外，肿瘤坏死因子-α（TNF-α）是一种MMP诱导因子，在浸润性炎症细胞（特别是浆细胞）中检测到[21, 62]。用白介素-1α（IL-1α）和TNF-α刺激的培养人巩膜成纤维细胞使TIMP-1 mRNA增加2倍，并诱导MMP-3增加7倍。IL-1α可增强MMP-9，坏死性巩膜炎患者泪液中TNF-α和MMP-9的增加支持这一发现[63]。这些研究表明，由促炎细胞因子介导的MMP和TIMP之间的不平衡可能是严重坏死性巩膜炎组织破坏的原因。针对组织降解机制环节的治疗可以改善或防止严重巩膜炎患者中常见的破坏性并发症。对巩膜炎发病的潜在分子机制的了解将为该疾病提供更具选择性的治疗。

巩膜炎的疼痛

严重巩膜炎的一个显著特征是严重疼痛和压痛。疼痛在大多数炎症性眼病中均是突出特征。巩膜炎显著疼痛和压痛的原因可能与巩膜组织紧密压缩的胶原纤维的肿胀有关，并通过巩膜组织的神经纤维直接作用于第5颅神经[28，64]。因此，巩膜炎的疼痛是指面部、脸颊和下巴，而不是局限于眼睛。从破坏性变化和发生在巩膜实质及邻近组织的肿胀可推测，疼痛和巩膜炎的严重程度相关。

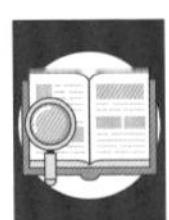

巩膜炎的动物模型

在其他较常见的炎症性眼病（如角膜炎、葡萄膜炎）中，疾病的动物模型对理解疾病的免疫发病机制和治疗具有重要贡献，而巩膜炎则并非如此。有研究小组报告了有限的自发性或由于免疫反应而发生的巩膜炎的动物研究。

如人类一样，自发性巩膜炎在动物中很少见。有研究报道，狗很少发生以血管炎、胶原蛋白分解和肉芽肿性炎症为特征的严重巩膜炎。研究表明，受累巩膜组织中有免疫复合物沉积，以及表达 MHC Ⅱ类分子的 T 淋巴细胞、B 细胞、浆细胞和巨噬细胞浸润。有研究者认为，狗巩膜炎的发病机制可能涉及 T 细胞介导的免疫和（或）免疫复合物介导的机制[65]。

MRL/Mp-lpr/lpr 小鼠自发全身性自身免疫性疾病，其特征是自身抗体形成、淋巴结病、肾小球肾炎和坏死性血管炎[66]。眼部炎症性病变（包括巩膜炎）也见于此类动物的众多临床特征中，这些病变可能是由 $CD4^{+}$ T 细胞介导的。用单克隆抗 L3T4 抗体（抗 CD4）对 MRL/lpr 小鼠进行全身性治疗可导致眼部疾病的发病率和严重程度大大降低，从而支持该动物模型中 $CD4^{+}$ T 细胞在类巩膜炎疾病的发病中起重要作用这一假说[66]。

这些巩膜炎动物模型的局限性和缺点是目前尚未使用最新的分子和免疫学技术对

其发病机制和不同治疗方案的反应进行深入研究。缺乏特征明确且可重复的巩膜炎动物模型阻碍了对该疾病免疫发病机制和治疗的研究。目前已经建立了与巩膜炎有关的常见自身免疫性疾病的动物模型，包括RA、AAV和SLE。值得注意的是，尽管可能会在此类动物模型（如MRL/lpr小鼠）中发生（如果对其进行较长时间的跟踪，并对它们进行仔细的检查以确认是否存在此类眼部并发症），但巩膜炎并不是这些动物模型的共同特征。实用和可重复的巩膜炎动物模型的研发将增加对该疾病的了解并改善其治疗。

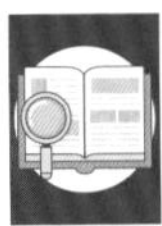

未来研究方向

尽管在巩膜的解剖结构和巩膜炎的病理基础方面已经取得了相当大的进展，但尚有许多关于疾病本身及其定位的知识有待了解。阻碍我们进一步理解该疾病的2个主要因素是用于研究巩膜炎患者的人体组织缺乏，特别是在疾病的早期阶段，以及缺乏方便且可重复的疾病动物模型。用于检查巩膜结构和潜在疾病过程的新型影像方法和分子技术将有助于解开这种病症的许多奥秘，探索这些问题将提高我们对巩膜炎的认识，从而进一步了解感染和自身免疫相关的发病机制。

遵守道德要求

作者声明没有利益冲突。本文作者没有进行任何动物或人类研究。

（卢红双 陈 娜 译）

参考文献

1. WATSON P G，YOUNG R D. Scleral structure，organisation and disease. A review. Exp Eye Res，2004，78（3）：609–623.
2. WAKEFIELD D，DI GIROLAMO N，THURAU S，et al. Scleritis：Immunopathogenesis and molecular basis for therapy. Prog Retin Eye Res，2013，35：44–62.
3. WAKEFIELD D，DI GIROLAMO N，THURAU S，et al. Scleritis：challenges in immunopathogenesis and treatment. Discov Med，2013，16（88）：153–157.
4. NORN M. Topography of scleral emissaries and

sclera-perforating blood vessels. Acta Ophthalmol, 1985, 63 (3): 320–322.

5. SAINZ DE LA MAZA M, TAUBER J, FOSTER C S. Immunologic Considerations of the Sclera. The Sclera, USA: Springer, 2012: 31–56.
6. RAVIOLA G. Conjunctival and episcleral blood vessels are permeable to blood-borne horseradish peroxidase. Invest Ophthalmol Vis Sci, 1983, 24 (6): 725–736.
7. COLE D F, MONRO P A. The use of fluorescein-labelled dextrans in investigation of aqueous humour outflow in the rabbit. Exp Eye Res, 1976, 23 (6): 571–585.
8. NIEUWENHUIZEN J, WATSON P G, EMMANOUILIDISVAN DER SPEK K, et al. The value of combining anterior segment fluorescein angiography with indocyanine green angiog- raphy in scleral inflammation. Ophthalmology, 2003, 110 (8): 1653–1666.
9. SCHLERETH S L, NEUSER B, CARAMOY A, et al. Enrichment of lymphatic vessel endothelial hyaluronan receptor 1 (LYVE1) -positive macrophages around blood vessels in the normal human sclera. Invest Ophthalmol Vis Sci, 2014, 55 (2): 865–872.
10. BONO P, SALMI M, SMITH D J, et al. Cloning and characterization of mouse vascular adhe- sion protein-1 reveals a novel molecule with enzymatic activity. J Immunol, 1998, 160 (11): 5563–571.
11. YU P H, WRIGHT S, FAN E H, et al. Physiological and pathological implications of semicarbazide-sensitive amine oxidase. Biochim Biophys Acta, 2003, 1647 (1–2): 193–199.
12. ALMULKI L, NODA K, NAKAO S, et al. Lo-

calization of vascular adhesion protein-1 （VAP-1） in the human eye. Exp Eye Res，2010，90（1）：26–32.

13. SCHLERETH S L，NEUSER B，HERWIG M C，et al. Absence of lymphatic vessels in the developing human sclera. Exp Eye Res，2014，125：203–209.
14. CURSIEFEN C，CHEN L，BORGES L P，et al. VEGF-A stimulates lymphangiogenesis and hemangiogenesis in inflam- matory neovascularization via macrophage recruitment. J Clin Investig，2004，113（7）：1040–1050.
15. HISATOMI T，SONODA K H，ISHIKAWA F，et al. Identification of resident and inflammatory bone marrow derived cells in the sclera by bone marrow and haematopoietic stem cell transplantation. Br J Ophthalmol，2007，91（4）：520–526.
16. MOSES R A，GRODZKI JR W J，STARCHER B C，et al. Elastin content of the scleral spur，tra-becular mesh，and sclera. Invest Ophthalmol Vis Sci，1978，17（8）：817–818.
17. FOSTER C S，SAINZ DE LA MAZA M. Noninflammatory diseases of the sclera. The Sclera，New York：Springer，1994：278–298.
18. SANDBERG-LALL M，HAGG P O，WAHLSTROM I，et al. Type XIII collagen is widely expressed in the adult and developing human eye and accentuated in the ciliary muscle，the optic nerve and the neural retina. Exp Eye Res，2000，70（4）：401–410.
19. SAWADA H，KONOMI H，HIROSAWA K. Characterization of the collagen in the hexagonal lattice of Descemet's membrane：its relation to type VIII collagen.

J Cell Biol，1990，110（1）：219–227.

20. DI GIROLAMO N，LLOYD A，MCCLUSKEY P，et al. Increased expression of matrix metalloproteinases in vivo in scleritis tissue and in vitro in cultured human scleral fibro- blasts. Am J Pathol，1997，150（2）：653–666.
21. DI GIROLAMO N，TEDLA N，LLOYD A，et al. Expression of matrix metalloproteinases by human plasma cells and B lymphocytes. Eur J Immunol，1998，28（6）：1773–1784.
22. YOUNG T L，SCAVELLO G S，PALURU P C，et al. Microarray analysis of gene expression in human donor sclera. Mol Vis，2004，10：163–176.
23. DUNLEVY J R，RADA J A. Interaction of lumican with aggrecan in the aging human sclera. Invest Ophthalmol Vis Sci，2004，45（11）：3849–3856.
24. AUSTIN B A，COULON C，LIU C Y，et al. Altered collagen fibril formation in the sclera of lumican-deficient mice. Invest Ophthalmol Vis Sci，2002，43（6）：1695–1701.
25. YEH L K，LIU C Y，KAO W W，et al. Knockdown of zebrafish lumican gene （zlum） causes scleral thinning and increased size of scleral coats. J Biol Chem，2010，285（36）：28141–28155.
26. FREY H，SCHROEDER N，MANON-JENSEN T，et al. Biological interplay between proteoglycans and their innate immune receptors in inflammation. FEBS J，2013，280（10）：2165–2179.
27. MARSHALL G E. Human scleral elastic system：an immunoelectron microscopic study. Br J Ophthalmol，1995，79（1）：57–64.
28. WATSON P G，HAYREH S S. Scleritis and episcleritis. Br J Ophthalmol，1976，60（3）：163–191.

29. WILHELMUS K R，GRIERSON I，WATSON P G. Histopathologic and clinical associations of scleritis and glaucoma. Am J Ophthalmol，1981，91（6）：697–705.

30. BHAT P V，JAKOBIEC F A，KURBANYAN K，et al. Chronic herpes simplex scleritis：characterization of 9 cases of an underrecognized clinical entity. Am J Ophthalmol，2009，148（5）：779–789. e772

31. RAO N A，MARAK G E，HIDAYAT A A. Necrotizing scleritis. A clinico-pathologic study of 41 cases. Ophthalmology，1985，92（11）：1542–1549.

32. USUI Y，PARIKH J，GOTO H，et al. Immunopathology of necrotising scleritis. Br J Ophthalmol，2008，92（3）：417–419.

33. WATSON P G. Anterior segment fluorescein angiography in the surgery of immunologically induced corneal and scleral destructive disorders. Ophthalmology，1987，94（11）：1452–1464.

34. FONG L P，SAINZ DE LA MAZA M，RICE B A，et al. Immunopathology of scleritis. Ophthalmology，1991，98（4）：472–479.

35. SANGWAN V S，MERCHANT A，SAINZ DE LA MAZA M，et al. Leukocyte adhesion molecule expression in scleritis. Arch Ophthalmol，1998，116（11）：1476–1480.

36. SCOTT D L，WOLFE F，HUIZINGA T W. Rheumatoid arthritis. Lancet，2010，376（9746）：1094–1108.

37. MCINNES I B，SCHETT G. The pathogenesis of rheumatoid arthritis. N Engl J Med，2011，365（23）：2205–2219.

38. AKHAVANI M A，MADDEN L，BUYSSCHAERT

I, et al. Hypoxia upregulates angiogenesis and synovial cell migration in rheumatoid arthritis. Arthritis Res Ther, 2009, 11（3）: R64.

39. MCINNES I B, O'DELL J R. State-of-the-art: rheumatoid arthritis. Ann Rheum Dis, 2010, 69（11）: 1898–1906.
40. CRAFT J E. Dissecting the immune cell mayhem that drives lupus pathogenesis. Sci Transl Med, 2011, 3（73）: 73ps79.
41. ELKON K B, STONE V V. Type I interferon and systemic lupus erythematosus. J Interf Cytokine Res, 2011, 31（11）: 803–812.
42. KAPLAN M J. Neutrophils in the pathogenesis and manifestations of SLE. Nat Rev Rheumatol, 2011, 7（12）: 691–699.
43. WARDE N. Autoimmunity: the role of neutrophils in SLE: untangling the NET. Nat Rev Rheumatol, 2011, 7（5）: 252.
44. GARCIA-ROMO G S, CAIELLI S, VEGA B, et al. Netting neutrophils are major inducers of type I IFN produc- tion in pediatric systemic lupus erythematosus. Sci Transl Med, 2011, 3（73）: 73ra20.
45. JENNETTE J C, FALK R J, GASIM A H. Pathogenesis of antineutrophil cytoplasmic autoantibody vasculitis. Curr Opin Nephrol Hypertens, 2011, 20（3）: 263–270.
46. HARPER L, COCKWELL P, ADU D, et al. Neutrophil priming and apoptosis in anti-neutrophil cytoplasmic autoantibody-associated vasculitis. Kidney Int, 2001, 59（5）: 1729–1738.
47. BROUWER E, HUITEMA M G, MULDER A H, et al. Neutrophil activation in vitro and in vivo in Wegener's granulomatosis. Kidney Int, 1994, 45

（4）：1120–1131.

48. HU N，WESTRA J，KALLENBERG C G. Dysregulated neutrophil – endothelial interaction in antineutrophil cytoplasmic autoantibody （ANCA）-associated vasculitides：implications for pathogen- esis and disease intervention. Autoimmun Rev，2011，10（9）：536–543.

49. MULLER KOBOLD A C，KALLENBERG C G，TERVAERT J W. Monocyte activation in patients with Wegener's granulomatosis. Ann Rheum Dis，1999，58（4）：237–245.

50. HOANG L T，LIM L L，VAILLANT B，et al. Antineutrophil cytoplasmic antibody- associated active scleritis. Arch Ophthalmol，2008，126（5）：651–655.

51. BANSAL P J，TOBIN M C. Neonatal microscopic polyangiitis secondary to transfer of maternal myeloperoxidase-antineutrophil cytoplasmic antibody resulting in neonatal pulmonary hemor- rhage and renal involvement. Ann Allergy Asthma Immunol Off Publ Am Coll Allergy Asthma Immunol，2004，93（4）：398–401.

52. JONES R B，TERVAERT J W，HAUSER T，et al. Rituximab versus cyclophosphamide in ANCA-associated renal vasculitis. N Engl J Med，2010，363（3）：211–220.

53. STONE J H，MERKEL P A，SPIERA R，et al. Rituximab versus cyclophosphamide for ANCA- associated vasculitis. N Engl J Med，2010，363（3）：221–232.

54. PONS-ESTEL G J，SALERNI G E，SERRANO R M，et al. Therapeutic plasma exchange for the management of refrac- tory systemic autoimmune diseases：report of 31 cases and review of the literature. Autoimmun Rev，2011，10（11）：679–684.

55. HEERINGA P，LITTLE M A. In vivo approaches to

investigate ANCA-associated vasculitis: lessons and limitations. Arthritis Res Ther, 2011, 13（1）: 204.

56. XIAO H, HEERINGA P, HU P, et al. Antineutrophil cytoplasmic autoantibodies specific for myeloperoxidase cause glomerulo- nephritis and vasculitis in mice. J Clin Invest, 2002, 110（7）: 955–963.

57. NITYANAND S, HOLM G, LEFVERT A K. Immune complex mediated vasculitis in hepatitis B and C infections and the effect of antiviral therapy. Clin Immunol Immunopathol, 1997, 82（3）: 250–257.

58. BUEZO G F, GARCIA-BUEY M, RIOS-BUCETA L, et al. Cryoglobulinemia and cutaneous leukocytoclastic vasculitis with hepatitis C virus infection. Int J Dermatol, 1996, 35（2）: 112–115.

59. KALLENBERG C G. Pathogenesis of ANCA-associated vasculitides. Ann Rheum Dis, 2011, 70（S 1）: i59–i63.

60. STEGEMAN C A, TERVAERT J W, SLUITER W J, et al. Association of chronic nasal carriage of Staphylococcus aureus and higher relapse rates in Wegener granu- lomatosis. Ann Intern Med, 1994, 120（1）: 12–17.

61. STEGEMAN C A, TERVAERT J W, DE JONG P E, et al. Trimethoprim-sulfamethoxazole（co- trimoxazole）for the prevention of relapses of Wegener's granulomatosis. Dutch Co-Trimoxazole Wegener Study Group. N Engl J Med, 1996, 335（1）: 16–20.

62. DI GIROLAMO N, VISVANATHAN K, LLOYD A, et al. Expression of TNF-alpha by human plasma cells in chronic inflammation. J Leukoc Biol, 1997, 61（6）: 667–678.

63. SEO K Y, LEE H K, KIM E K, et al. Expression

of tumor necrosis factor alpha and matrix metalloproteinase-9 in surgically induced necrotizing scleritis. Ophthalmic Res，2006，38（2）：66–70.

64. SAINZ DE LA MAZA M，MOLINA N，GONZALEZ-GONZALEZ L A，et al. Clinical characteristics of a large cohort of patients with scleritis and episcleritis. Ophthalmology，2012，119（1）：43–50.

65. GRAHN B H，SANDMEYER L S. Canine episcleritis，nodular episclerokeratitis，scleritis，and necrotic scleritis. Vet Clin North Am Small Anim Pract，2008，38（2）：291–308.

66. JABS D A，ALEXANDER E L，GREEN W R. Ocular inflammation in autoimmune MRL/Mp mice. Invest Ophthalmol Vis Sci，1985，26（9）：1223–1229.

第 2 章

巩膜炎的分类及临床表现

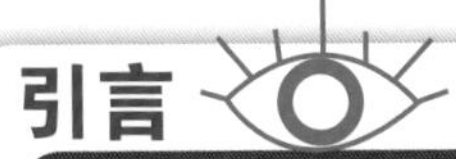

引言

在1976年Watson和Hayreh根据初次检查时巩膜炎病变的表现和解剖分布建立了巩膜炎的国际分类[1]，并沿用至今。

巩膜炎在解剖学上分为前巩膜炎和后巩膜炎[1]，也可按病因分为感染性和非感染性[5]。前巩膜炎根据形态学进一步分为弥漫性前巩膜炎、结节性前巩膜炎、炎性坏死性前巩膜炎（坏死性前巩膜炎）和非炎性坏死性前巩膜炎（穿孔性巩膜软化症）。如图2.1[1]所示这些将在临床评估中有进一步的描述。

在同一篇文章中，Watson 和 Hayreh 还提出将表层巩膜炎分为单纯性和结节性[1]。由于表层巩膜炎通常不会引起深层巩膜炎，因此不是本章的主要内容。对于上述原则唯一例外的是带状疱疹，在带状疱疹的水泡期会出现偶发的自愈性表层巩膜炎，数月后在同一位置复发深层巩膜炎[2]。

Riono 等人根据组织学表现，将坏死性前巩膜炎进一步分为四组[8]。这四组分别是带状坏死肉芽肿性前巩膜炎、非带状弥漫性前巩膜炎（伴或不伴肉芽肿）、伴微脓肿的坏死性炎症（有或无微生物证据）及肉瘤样肉芽肿性炎[8]。

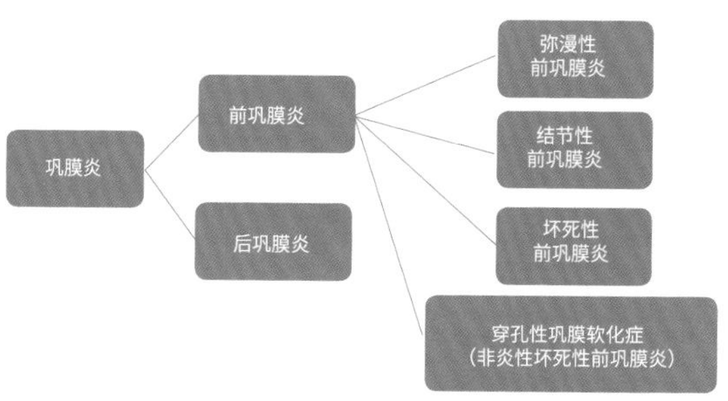

由Tuft和Watson制订的这一分类与巩膜炎的自然病程一致[2]。此外，Sainz de la Maza等人发现，它与疾病严重程度有很强的相关性，因此有助于指导巩膜炎患者的治疗决策[3]。坏死性巩膜炎是最严重的表型，最难治疗，老年人多发，且最常与全身性疾病有关。

图2.1　巩膜炎的解剖学分类

临床评估

（1）巩膜炎的诊断

巩膜炎患者常出现急性眼红伴眼痛。眼痛的位置、特点及视力变化均需在病史中阐明。巩膜炎的眼痛往往相当严重，可以是深层的，且偶尔沿三叉神经分布，从眼眶边缘向同侧太阳穴或下颌放射，因此可能会被误诊为偏头痛、鼻窦炎，甚至脑部肿瘤等。特征表现，这种眼痛会在夜间加剧，导致患者无法安睡，且常用止痛药对于上述疼痛没有很好的疗效[1 ~ 8]。

其他有帮助的信息包括个人 / 职业接触刺激物，以及个人和家族眼部 / 系统性疾病的病史。这些病史可能包括过敏和自身免疫性疾病，如类风湿性关节炎、痛风、结缔组织 / 皮肤病、结节病、性病和结核病[1 ~ 4]。

巩膜炎的重要鉴别诊断包括前葡萄膜炎和急性闭角型青光眼（acute angle-closure glaucoma，AACG）。临床上另一个常被混淆的相关鉴别是表层巩膜炎，与巩膜炎不同的是，表层巩膜炎常是良性和自限性的。巩膜炎与表层巩膜炎的临床鉴别见图 2.2。

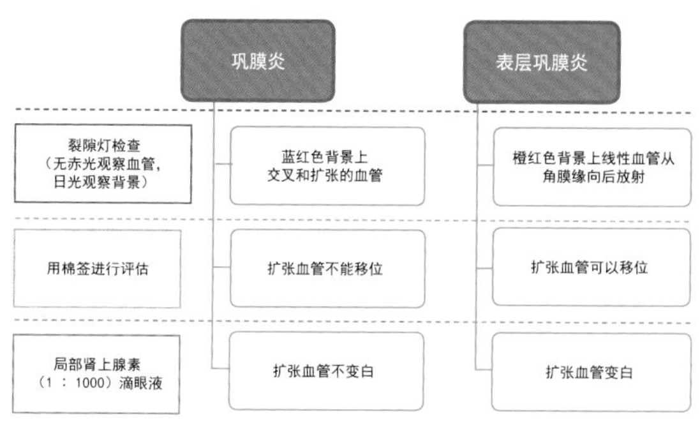

图2.2 巩膜炎与表层巩膜炎的临床鉴别

通过裂隙灯可观察表层巩膜上扩张血管的存在及形态，来进行巩膜炎的鉴别。在巩膜炎中，蓝红色或紫色的巩膜背景上见交叉和扩张的血管。此外，可见巩膜水肿，表现为表层巩膜深部血管网的向外隆起[1～8]。

无赤光下检查血管变化，以及日光下检查巩膜和表层巩膜的背景颜色至关重要。在巩膜炎中，扩张的血管固定于巩膜上，不能被棉签推动。相反的是，在表层巩膜炎中，扩张的血管可以很容易地被推动。表层巩膜炎表现为线样扩张血管，在橙红色背景上（最好在日光下评估），从角膜缘向后放射，没有巩膜水肿。在表层巩膜炎中，浅部血管丛呈纵横交错样扩张，由于深部血管未扩张，未呈深红色，因此很容易区别。在巩膜炎中，与表层巩膜炎不同，扩张的为表层巩膜的深部血管丛，是一种更为弥漫的红色，常伴有水肿[1]。

10%去氧肾上腺素滴眼液可鉴别巩膜炎和表层巩膜炎，局部使用后在表层巩膜炎中可见扩张血管变白，而巩膜炎则没有变化。当巩膜炎伴严重疾病时这一鉴别是恰当的，因为其可影响治疗。考虑到心血管事件的风险，特别是在老年患者，10%去氧肾上腺素已基本停止使用。通常依据临床表现足以做出诊断[1]。

（2）巩膜炎的类型

根据巩膜病变的分布和外观，可区分为不同类型的前巩膜炎。结节性前巩膜炎中的巩膜结节表现为固定的、柔软的、深红色结节，偶尔出现角膜浸润或表层巩膜充血。由于在裂隙灯显微镜下可以观察到清楚的孤立的结节覆于表层巩膜上，因此这很容易与结节性表层巩膜炎区别开[1]。

弥漫性前巩膜炎表现为广泛的巩膜炎症，严重者可导致巩膜炎相关的表层巩膜炎和结膜水肿，结膜可突出睑裂外，遮挡角膜。这种情况下，结膜囊局部应用肾上腺素（1∶1000）减轻结膜充血、水肿评估巩膜组织是可行的。

炎性坏死性前巩膜炎出现邻近组织炎症征象时，视力预后差、并发症（如巩膜变薄）的风险增加。这些患者发病初期表现为局部巩膜炎性斑块，伴有严重急性充血，巩膜变为黄色或灰色，如不治疗，巩膜组织将完全丧失。在疾病早期，巩膜水肿伴有其下方或邻近的无血管性巩膜表层斑块覆盖，强烈提示此时应积极治疗，以防止巩膜坏死和穿孔。

一些坏死性巩膜炎的病例，其巩膜损伤发生于术后，即术源性坏死性巩膜炎（surgically induced necrotising scleritis，SINS），最常见的是囊外白内障摘除术中的角膜缘切口，还有翼状胬肉（尤其是使用丝裂霉素C者）、斜视手术和视网膜脱离手术相关[1]。

坏死性巩膜炎，无邻近炎症迹象（巩膜

软化症），表现为单发或多发淡黄色/灰色巩膜，无反应性水肿。它通常伴随着不断扩大的像分界线一样的圆形裂纹，而且还伴随着巩膜和表层巩膜像死骨片一样的分离，这一过程可以进展到巩膜完全消失。从远处看，周围巩膜组织中的血管数量逐渐减少，使得巩膜呈现出瓷器样外观。患者常伴有长期类风湿性关节炎的病史。

后巩膜炎临床表现不明显，外部征象较少，如果患者没有同时出现前巩膜炎，常发生漏诊。出现重度触痛性眼球突出、复视和（或）眼底改变相关的眼肌麻痹的患者可疑诊为孤立性后巩膜炎。眼底改变（包括乳头水肿或渗出性视网膜脱离）表现为浅灰白色斑块，周围有贯穿视网膜脱离的深灰色分界线。经过治疗后，这些改变往往会消退，留下一“高水位线”外观且周围有色素迁移的淡白色斑块[2]。

Nida Sen 等人在应用10%去氧肾上腺素滴眼液后，使用标准临床图像建立了巩膜炎分级系统[7]。研究组将巩膜炎进行分级：0级（无）使用10%去氧肾上腺素后完全变白；+0.5级（最低/微量）在最小扩张的深层巩膜血管周围，巩膜局部出现粉红色外观；+1 级（轻微）在轻度扩张的深层巩膜血管周围，巩膜呈弥漫性粉红色外观；+2 级（中等）巩膜呈紫红色，有明显的弯曲和扩张的深部巩膜血管；+3 级（严重）巩膜弥漫性充血，以及浅表和深层巩膜血管的细节无法辨认；+4 级（坏死）巩膜弥漫性充血伴巩膜变薄及葡萄膜暴露[7]。

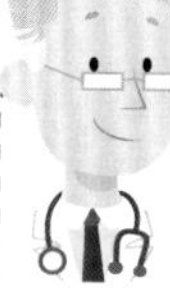

完整的临床评估：病因及并发症

近一半的巩膜炎患者可能患有相关的自身免疫性结缔组织或血管炎性疾病，且尚未诊断。对上述患者的完整评估包括病史记录（如诊断中所述）、皮肤科检查（皮肤、发际线和指甲）和风湿病检查（关节），以排除与自身免疫相关的线索。这些将在后面的章节中进一步讨论。

尽管与自身免疫性疾病相比并不常

见，但感染性病因同样重要，占所有巩膜炎患者的10%。这些患者可能有相关危险因素的病史，包括外伤、免疫抑制和眼部手术，尤其是翼状胬肉切除术。受到上述刺激后，患者通常在一段时间的潜伏期后发病，出现疼痛性眼红和溢泪。眼痛通常非常剧烈，可能与体征不相符，可观察到的临床症状包括视力下降、明显的前房闪辉、卫星灶或周围组织浸润，还可以进一步发展到眼外肌受累，伪装眼眶炎性综合征。感染性巩膜炎也将在后面的章节中进一步探讨。

最后，对巩膜炎患者的全面评估还应进行潜在并发症的评估，如视力测试，受累角膜的裂隙灯、前房炎症、玻璃体炎症和（或）无血管斑块（无血管斑块提示病因为血管炎，并提示巩膜炎或表层巩膜炎的预后较差）检查。巩膜炎可能的并发症包括视力下降、前/后葡萄膜炎、角膜炎、眼压升高（intraocular pressure，IOP）、视网膜脱离、巩膜变薄和葡萄肿（眼压升高，虹膜突出至变薄的巩膜区域）。

重要的是，坏死性巩膜炎在伴有系统性血管炎的病例中，死亡风险很高。因此正确和快速的诊断对于积极的全身治疗至关重要，常常可以挽救生命。

遵守道德要求

作者声明没有利益冲突。本文作者没有进行任何动物或人类研究。

（王滢珲　孙　存　译）

参考文献

1. WATSON P G，HAYREH S S. Scleritis and episcleritis. Br J Ophthalmol，1976，60（3）：163–191.
2. TUFT S J，WATSON P G. Progression of scleral disease. Ophthalmology，1991，98：467–471.
3. SAINZ DE LA MAZA M，JABBUR N S，FOSTER C S. Severity of scleritis and episcleritis. Ophthalmology，1994，101：389–396.
4. SAINZ DE LA MAZA M，MOLINA N，FOSTER C S，et al. Clinical characteristics of a large cohort of patients with scleritis and episcleritis. Ophthalmology，2012，119（1）：43–50.
5. RAMENADEN E R，RAIJI V R. Clinical characteris-

tics and visual outcomes in infectious scleritis：a review. Clin Ophthalmol，2013，7：2113–2122.

6. HOMAYOUNFAR G，BORKAR D S，ACHARYA N R，et al. Clinical characteristics of scleritis and episcleritis：results from the pacific ocular inflammation study. Ocul Immunol Inflamm，2014，22（5）：403–404.

7. SEN H N，SANGAVE A A，GOLDSTEIN D A，et al. A standardized grading system for scleritis. Ophthalmology，2011，118（4）：768–771.

8. RIONO W P，HIDAYAT A A，RAO N A. Scleritis：a clinicopathologic study of 55 cases. Ophthalmology，1999，106（7）：1328–1333.

第 3 章

巩膜炎相关系统性疾病

引言

巩膜炎与自身免疫性疾病相关，它可以出现在系统性疾病诊断之后，也可以伴随系统性疾病存在。在患有巩膜炎并伴发系统性疾病的患者中，约80%患者在出现巩膜炎时已经发现了基础疾病。40%～50%患者存在自身免疫性疾病，约7%患者合并感染[1，2]。最常见的相关疾病包括类风湿性关节炎、系统性血管炎、系统性红斑狼疮、炎症性肠病和复发性多软骨炎[1，3]，系统性血管炎要比其他风湿性疾病更易诊断。不太常见的相关疾病还包括血清阴性脊柱关节病、结节性多动脉炎、冷球蛋白血症和低补体荨麻疹性血管炎[2，4～6]。此外，感染是常见的并发症，所以应注意排除感染性病因[1，2]。与巩膜炎相关的最常见的感染是带状疱疹病毒[7]。

类风湿性关节炎

类风湿性关节炎（rheumatoid arthritis，RA）是一种病因不明的慢性系统性炎症性疾病，也是巩膜炎相关的最常见的系统性疾病。RA 在世界范围内的患病率为 0.3% ~ 2.1%，发病高峰年龄在 40 ~ 60 岁。女性的患病率约为男性的 3 倍，无种族差异。RA 可侵犯到多个关节外器官，如发生心包炎、胸膜炎、皮肤性血管炎（图 3.1）、FELTY 综合征、神经病变、眼部病变、肾小球肾炎，以及其他类型的血管炎[8]。巩膜炎可以是类风湿性疾病的最初症状，但通常在关节炎症状出现后的 10 年起病。此外，多项研究表明，与未患巩膜炎的类风湿患者相比，RA 合并巩膜炎患者会出现更严重的关节表现和更多的关节外症状[9 ~ 13]。RA 患者皮下结节的发生率为 20% ~ 30%，而在 RA 合并巩膜炎的患者中可达到 50%[9]。与未合并巩膜炎的 RA 患者相比，合并巩膜炎的 RA 患者肺部和心脏受累的比例更高，更易发生胸腔积液、肺结节、肺炎、心包炎、心脏瓣膜病、心脏传导异常及心肌缺血[9, 11, 13, 14]。巩膜炎病情加重通常发生在RA病情活动增加时。从弥漫性或结节性巩膜炎进展为坏死性巩膜炎（图3.2）可能提示身体其他部位新发了血管炎或血管炎在进展[10～12, 15～17]。根据这项研究，与未合并巩膜炎的RA患者相比，合并巩膜炎的RA患者死亡率更高[9, 11, 18]。若不进行系统治疗，36%～45%合并巩膜炎的RA患者将在巩膜炎发病后3年内死亡。相比之下，未合并巩膜炎的RA患者3年死亡率为18%。死亡通常继发于关节外血管炎，并且坏死性巩膜炎的死亡率要高于其他类型的巩膜炎[15, 17]。

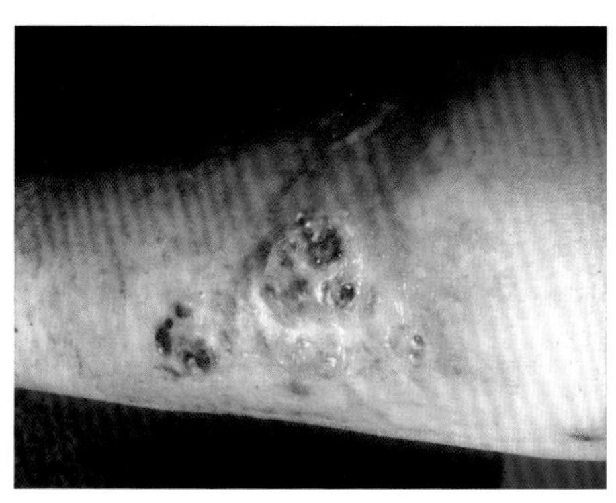

图3.1 类风湿性关节炎患者的血管性皮肤病变

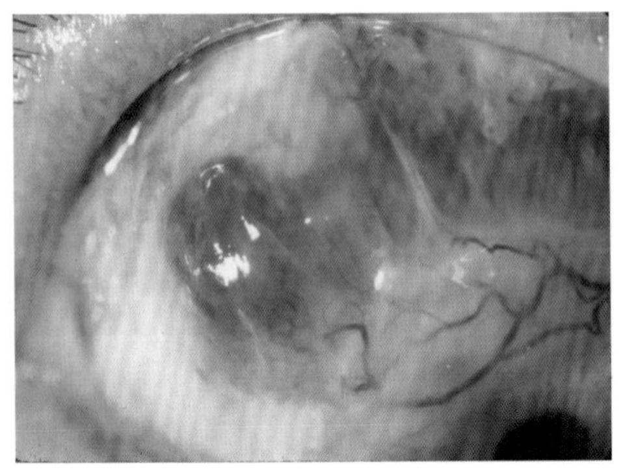

图3.2 类风湿性关节炎患者合并巩膜炎及边缘溃疡性角膜炎

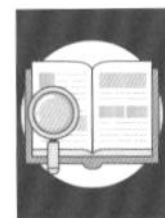

肉芽肿性多血管炎

肉芽肿性多血管炎（granulomatosis with polyangiitis，GPA），既往称为Wegener肉芽肿，是一种以起始于上、下呼吸道肉芽肿性血管炎，并常以累及肾脏为特征的疾病。在约50%病例中会出现眼部受累[19～21]。GPA的确切发病率尚不清楚，但在白种人中最常见，发病高峰年龄在40～60岁[20，21]。病理上，受累组织表现为坏死性肉芽肿性炎症和血管炎。肾脏疾病是未经治疗的GPA最常见的致死原因[22]。诊断GPA的基础包括累及上、下呼吸道的坏死性肉芽肿性病变，肾小球肾炎，以及其他器官系统频繁发生的血管炎。抗中性粒细胞胞浆抗体（ANCA）是诊断 GPA 的一项重要辅助检查，对完全性活动期的特异性和敏感性分别为 99% 和 96%。然而，ANCA 仅在 67% 限制性活动期患者和 32% 缓解后的患者中呈阳性。因此，ANCA 阴性并不能排除 GPA，尤其是在患者出现特定的临床特征和特征性组织学变化时[23, 24]。

29% ~ 58% GPA 患者合并眼部症状，可分为连续性或局灶性。由于邻近的慢性肉芽肿性鼻窦炎的病变蔓延，会出现一些邻近性病变，如严重的眼眶炎性假瘤、眼眶蜂窝织炎，以及鼻泪管阻塞。局灶性眼部疾病以眼前节和（或）眼后节的局灶性血管炎为特征，可能累及眼眶。结膜炎、巩膜炎、表层巩膜炎和角膜炎是 GPA 最常见的局灶性眼部表现。据报道，GPA 患者并发巩膜炎的发生率为 7% ~ 11%。巩膜炎可表现为弥漫性、结节性或坏死性（图 3.3），并常伴有全身症状。此外，它可能是系统性疾病恶化的最初表现。如果患者没有及时得到诊断和治疗，坏死性结膜炎和边缘溃疡性角膜炎可能会引起严重眼部并发症，包括穿孔。在未出现眼部症状的潜在 GPA 患者中，术中损伤巩膜可能会诱发坏死性巩膜炎[20, 21, 23, 25]。

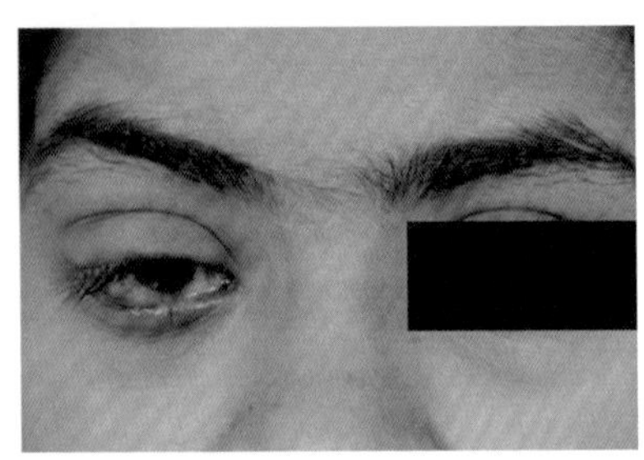

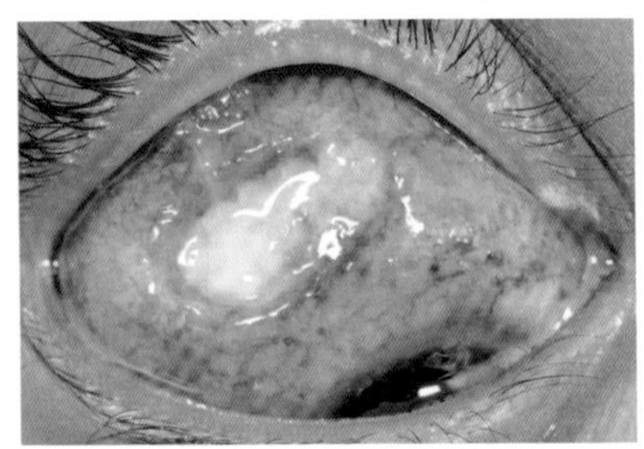

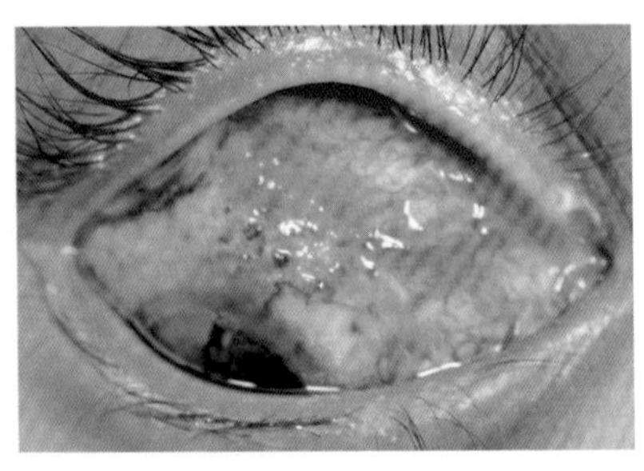

图3.3　肉芽肿性多血管炎（GPA）鼻软骨塌陷和坏死性巩膜炎

复发性多软骨炎

复发性多软骨炎（relapsing polychondritis，RP）是一种累及全身软骨组织的严重进展性系统性疾病，具有反复发作和缓解的特点，常累及含有高浓度糖胺聚糖的软骨组织。受累明显的组织为耳、鼻、喉、支气管（图 3.4）。其他受累组织可能包括眼、心血管系统、外周关节、皮肤、中耳和内耳，以及中枢神经系统。在 RP 患者中，60% 会在疾病晚期出现眼部症状，20% 眼部症状会作为初期症状表现出来[26]。约有 14%RP 患者伴有巩膜炎，可分为弥漫性前巩膜炎、结节性前巩膜炎、坏死性前巩膜炎和后巩膜炎。该疾病常复发，并且合并前葡萄膜炎或边缘溃疡性角膜炎[26]。虽然 RP 患者合并眼部疾病中以巩膜炎和表层巩膜炎最多见，但也会伴有前葡萄膜炎、视网膜炎、眼肌麻痹、视神经炎、结膜炎、角膜炎和眼球突出[26～28]。

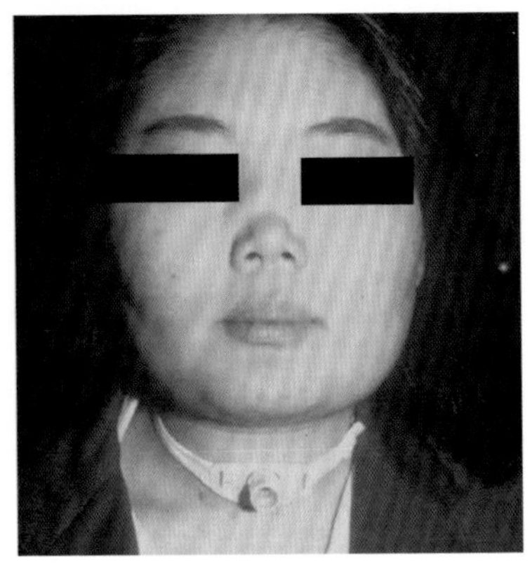

图3.4　复发性多软骨炎患者典型鞍状鼻畸形和气管塌陷，并行气管切开术

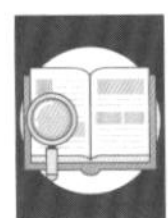

系统性红斑狼疮

系统性红斑狼疮（systemic lupus erythematosus，SLE）是一种由自身抗体与相应的自身免疫抗原结合形成的免疫复合物介导引起器官和细胞损伤的慢性炎症疾病。SLE一般遵循缓解和复发的过程。超过90%SLE患者为女性，通常从生育年龄起病。由于SLE的症状不具备特异性，通常在诊断时才会被发现，所以血清检测抗核抗体阳性并且出现易疲劳、无法解释的体重减轻、发热和

其他不适症状的患者均应仔细评估是否患有SLE[29~31]。

SLE的眼部并发症可累及眼的任何部位。此外，眼部症状可以作为判断全身受累程度和预后的一个指标[32]。巩膜炎可作为SLE的最初表现而出现，并且巩膜炎的表现通常与SLE活动性相关。巩膜炎会随着病情进展变得更加严重，也更易复发[3]。SLE相关巩膜炎通常表现为弥漫性前巩膜炎或弥漫性结节性巩膜炎，但也可发生坏死性前巩膜炎和后巩膜炎[3，27]。SLE相关巩膜炎通常会在全身情况得到控制后缓解。

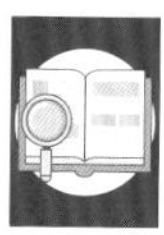

炎症性肠病

炎症性肠病（inflammatory bowel disease，IBD）是一种病因不明的慢性炎症性胃肠疾病，包括溃疡性结肠炎（ulcerative colitis，UC）和克罗恩病（Crohn’s disease，CD）。在美国，100万~200万人患有溃疡性结肠炎或克罗恩病，每10万人中就有70~150例。这两种疾病都是典型的慢性疾病，以周期性的急性发作为特征，症状包括直肠出血、腹泻、腹痛、体重减轻和低热。UC 侵犯结肠和直肠，而 CD 侵犯胃肠道的任何部位，但较少累及直肠。UC 与 CD 的区别在于病变的位置和范围。UC 的病变是连续的，仅累及肠壁的浅层，包括黏膜下层和黏膜；而 CD 的病变通常是不连续的，并可累及肠壁所有层次。疾病活动可导致发病率和死亡率显著增加[33]。

UC 和 CD 有多种肠外表现。眼 – 皮肤 – 口 – 关节等肠外表现包括口疮病、结节性红斑、大关节炎、巩膜炎、表层巩膜炎等活动性疾病，而脓皮性坏疽、原发性硬化性胆管炎、强直性脊柱炎、葡萄膜炎、肾结石、胆结石可发生于疾病静止期。具体来说，约 3%IBD 患者会发生眼部并发症，且 UC 患者比 CD 患者更易出现。主要的眼部并发症包括表层巩膜炎、巩膜炎和葡萄膜炎。巩膜炎可发生在炎症性肠病之前，但通常发生在胃肠道症状出现数年后，尤其是在肠病的活动期发生。IBD 相关的巩膜炎经常以多种形式反复发作[34 ~ 36]。

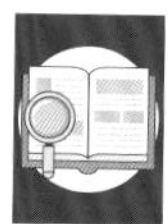

结节性多动脉炎

结节性多动脉炎（polyarteritis nodosa，PAN）是一种系统性坏死性血管炎，多累及中动脉，偶尔累及小动脉[37，38]。发病高峰年龄在40～60岁，男性的发病率为女性的2倍，无种族或家庭遗传倾向。患者通常表现出全身症状，包括乏力、体重减轻、高血压、肌肉疼痛、关节痛、睾丸痛、网状青斑、神经损伤和腹痛。肾脏（图3.5）、皮肤、关节、肌肉、神经和胃肠道经常受累，可以同时出现，有时在诊断时全部发现。PAN的临床变异或亚组包括单器官疾病和仅累及皮肤的PAN[39]。

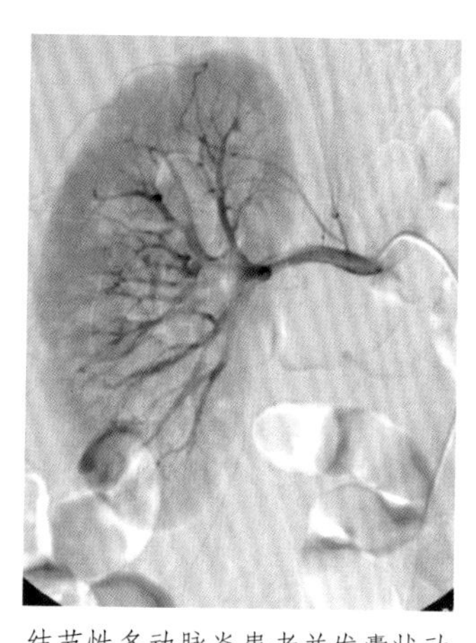

结节性多动脉炎患者并发囊状动脉瘤。

图3.5 腹主动脉血管造影

PAN 的眼病发生率为 10% ~ 20%，包括巩膜炎（图 3.6）、眼眶炎性假瘤、视神经乳头炎、眼外肌功能障碍、视网膜血管炎，以及脉络膜血管炎等[40 ~ 42]。PAN 性巩膜炎最常见的类型是坏死性前巩膜炎[43，44]。PAN 相关巩膜炎常有剧烈疼痛并具有高度破坏性，且会伴发边缘溃疡性角膜炎（图 3.7）。

PAN 的诊断基于发现有中小动脉的坏死性血管炎的组织活检，及相应的多系统临床表现。一旦怀疑有 PAN，可通过动脉造影或活检来确认诊断。对有症状的部位进行活检最具诊断价值[45，46]。

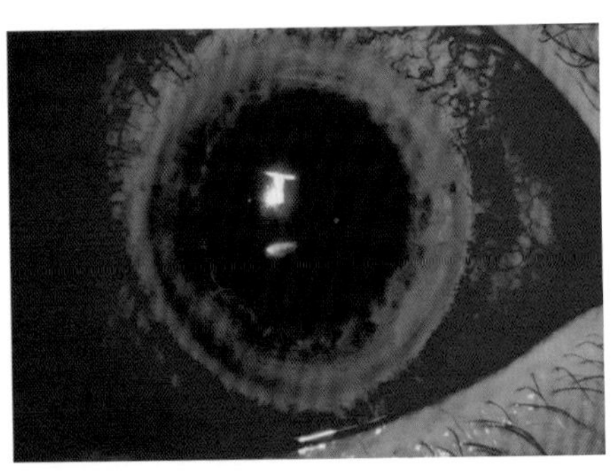

图3.6　结节性多动脉炎并发弥漫性前巩膜炎

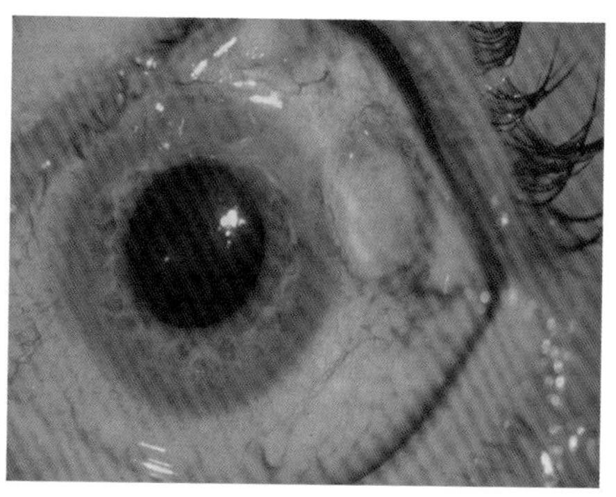

图3.7 坏死性巩膜炎伴发边缘溃疡性角膜炎

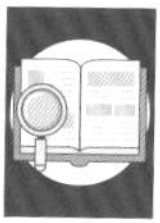

血清阴性脊柱关节病

血清阴性脊柱关节病是一组慢性炎症性疾病，具有多种临床、病理和免疫遗传学特征。这组疾病的特点是血清类风湿因子或ANA阴性，并与人类白细胞抗原B27（HLA-B27）密切相关。值得重视的是，这类疾病包括强直性脊柱炎（ankylosing spondylitis，AS）、反应性关节炎（reactive arthritis，RS）和银屑病性关节炎（psoriatic arthritis，PA）[47 ~ 49]。HLA-B27阳性的脊柱关节病最常见的关节外表现是葡萄膜炎，发生率为30% ~ 50%[50]。

强直性脊柱炎是一种以骶髂关节炎和脊柱关节炎为特点的疾病，也可出现其他临床表现，包括外周关节炎、肌腱端炎和关节外器官受累[51]。巩膜炎可同时伴有前葡萄膜炎，也可单独发生。AS性巩膜炎一般为轻中度弥漫性前巩膜炎，很少发展为坏死性前巩膜炎。此外，它通常与角膜病变或视力明显下降无关。巩膜炎一般常在活动性AS数年后出现，尤其是在关节炎和关节外表现明显的患者中[3，52，53]。

反应性关节炎被定义为由关节炎、尿道炎和结膜炎组成的临床三联征。其他常见的表现包括皮肤黏膜病变、环状龟头炎、口腔和生殖器病变[54]。反应性关节炎与衣原体引起的感染性尿道炎，以及志贺氏菌、沙门氏菌、耶尔森菌和克雷白杆菌引起的肠炎有关[55，56]。RS最常见的眼部病变是结膜炎和前葡萄膜炎，偶尔也会出现巩膜炎，其中最多见的类型是弥漫性前巩膜炎。RS性巩膜炎一般发生在疾病晚期，在结膜炎和（或）葡萄膜炎发作之后[56]。

银屑病性关节炎是一种发生于慢性银屑病患者的炎症性关节炎。银屑病的特点是异常斑块，典型的红色、发痒和鳞片。其病情严重程度小到局部，大到全身覆盖。银屑病患者进展为银屑病性关节炎的确切比例仍存在争议，研究表明，银屑病患者的比例为6% ~ 42%。银屑病性关节炎的症状包括关节僵硬、疼痛、肿胀，以及关节、周围韧带和肌腱的压痛。关节病变可以发生在身体的任何地方，常见的位置包括足底筋膜的插入位置、跟腱和肋骨、脊柱和骨盆的韧带连接。约70%PA患者在关节受累前就会发生银屑病，但是约15%患者关节炎会先于银屑病1年以上发病[57 ~ 59]。前葡萄膜炎是银屑病性关节炎最常见的眼部表现，但有约2%患者可能发生表层巩膜炎，1%患者可能发生巩膜炎[60, 61]。尽管PA患者很少出现后巩膜炎，但仍有发表文献报道描述其发生[62]。

遵守道德要求

作者声明没有利益冲突。本文作者没有进行任何动物或人类研究。

（李思源　田　磊　译）

参考文献

1. JABS D A，MUDUN A，DUNN J P，et al. Episcleritis and scleritis：clinical features and treat- ment results. Am J Ophthalmol，2000，130（4）：469–476.
2. AKPEK E K，THORNE J E，QAZI F A，et al. Evaluation of patients with scleritis for systemic disease. Ophthalmology，2004，111（3）：501–506.
3. SAINZ DE LA MAZA M，JABBUR N S，FOSTER C S. Severity of scleritis and episcleritis. Ophthalmology，1994，101（2）：389–396.
4. DURSUN D，AKOVA Y A，BILEZIKCI B. Scleritis associated with sarcoidosis. Ocul Immunol Inflamm，2004，12（2）：143–148.
5. QAZI F A，THORNE J E，JABS D A. Scleral nodule associated with sarcoidosis. Am J Ophthalmol，2003，136（4）：752–784.
6. KEDHAR S R，BELAIR M L，JUN A S，et al. Scleritis and peripheral ulcerative keratitis with hepatitis C virus-related cryoglobulinemia. Arch Ophthalmol，2007，125（6）：852–853.
7. THORNE J E，HERNANDEZ M I，RENCIC A，et al. Severe scleritis and urticarial lesions. Am J Ophthalmol，2002，134（6）：932–934.
8. HARRIS E D. Rheumatoid arthritis：the clinical spectrum. 3rd ed. Philadelphia：W.B. Saunders Company，1989.
9. MCGAVIN D D，WILLIAMSON J，FORRESTER J V，et al. Episcleritis and scleritis. A study of their clinical manifestations and association with rheuma-

toid arthritis. Br J Ophthalmol，1976，60（3）：192–226.

10. LYNE A J，PITKEATHLEY D A. Episcleritis and scleritis. Association with connective tissue disease. Arch Ophthalmol，1968，80（2）：171–176.
11. JAYSON M I，JONES D E. Scleritis and rheumatoid arthritis. Ann Rheum Dis，1971，30（4）：343–347.
12. SEVEL D. Necrogranulomatous scleritis. Clinical and histologic features. Am J Ophthalmol，1967，64（6）：1125–1134.
13. SAINZ D E LA MAZA M，FOSTER C S，JABBUR N S. Scleritis associated with rheumatoid arthritis and with other systemic immune-mediated diseases. Ophthalmology，1994，101（7）：1281–1286.
14. KLEINER R C，RABER I M，PASSERO F C. Scleritis，pericarditis，and aortic insufficiency in a patient with rheumatoid arthritis. Ophthalmology，1984，91：941–946.
15. FOSTER C S，FORSTOT S L，WILSON L A. Mortality rate in rheumatoid arthritis patientsdeveloping necrotizing scleritis or peripheral ulcerative keratits. Ophthalmology，1984，91（10）：1253–1263.
16. HURD E R，SNYDER W B，ZIFF M. Choroidal nodules and retinal detachments in rheumatoid arthritis. Am J Med，1970，48：273.
17. WATSON P G，HAYREH S S. Scleritis and episcleritis. Br J Ophthalmol，1976，60：163.
18. LACHMAN S M，HAZLEMAN B L，WATSON P G. Scleritis and associated disease. Br Med J，1978，1：88.
19. STRAATSMA B R. Ocular manifestations of Wege-

ner's granulomatosis. Am J Ophthalmol, 1957, 44: 789.

20. HAYNES B F, FISHMAN M L, FAUCI A S, et al. The ocular manifestations of Wegener's granulomatosis. Fifteen years experience and review of the literature. Am J Med, 1977, 63: 131.
21. BULLEN C L, LIESEGANG T J, MCDONALD T J, et al. Ocular complications of Wegener's granuloma- tosis. Ophthalmology, 1983, 90: 279.
22. PHILLIP R, LUQMANI R. Mortality in systemic vasculitis: a systematic review. Clin Exp Rheumatol, 2008, 26: S94–S104.
23. TARABISHY A B, SCHULTE M, PAPALIODIS G, et al. Wegener's granulomatosis: clinical manifestations, differen- tial diagnosis, and management of ocular and systemic disease. Surv Ophthalmol, 2010, 55: 429–444.
24. NOLLE B, SPECKS U, LUDEMANN J, et al. Anticytoplasmic autoantibodies: their immunodiagnos- tic value in Wegenergranulomatosis. Ann Intern Med, 1989, 111: 28–40.
25. CHARLES S J, MEYER P A R, WATSON P G. Diagnosis and management of systemic Wegener's gran- ulomatosis presenting with ocular disease. Br J Ophthalmol, 1991, 75: 201–207.
26. ISAAK B L, LIESEGANG T J, MICHET JR C J. Ocular and systemic findings in relapsing polychondritis. Ophthalmology, 1986, 93: 681–689.
27. HAKIN K N, WATSON P G. Systemic associations of scleritis. Int Ophthalmol Clin, 1991, 31 (3): 111–129.
28. SUNDARAM M B M, RAIPUT A H. Nervous sys-

tem complications of relapsing polychondritis. Neurology，1983，33：513.

29. FESSEL W J. Systematic lupus in the community. Incidence，prevalence，outcome and first symptoms；the high prevalence in black women. Arch Intern Med，1974，134：1027–1035.

30. SIEGEL M，LEE S L. The epidemiology of systemic lupus erythematosus. Semin Arthritis Rheum，1973，3：1–54.

31. SIEGEL M，HOLLEY H L，LEE S L. Epidemiologic studies on systemic lupus erythematosus. Arthritis Rheum，1970，13：802–811.

32. DAVIES J B，RAO P K. Ocular manifestations of systemic lupus erythematosus. Curr Opin Ophthalmol，2008，19：512–518.

33. FENOGLIO-PREISER C M，NOFFSINGER A E，STEMMERMANN G N，et al. Gastrointestinal pathology：an atlas and text. 3rd ed. Philadelphia：Lippincott Williams & Wilkins，2008.

34. KNOX D L，SCHACHAT A P，MUSTONEN E. Primary，secondary and coincidental ocular complications of Crohn's disease. Ophthalmology，1984，91（2）：163–173.

35. SALMON J F，WRIGHT J P，MURRAY A D N. Ocular inflammation in Crohn's disease. Ophthalmology，1991，98：480.

36. PETRELLI E A，MCKINLEY M，TRONCALE F J. Ocular manifestations of inflammatory bowel disease. Ann Ophthalmol，1982，14（4）：356–360.

37. BALOW J E. Renal vasculitis. Kidney Int，1985，27：954.

38. SATO O，COHN D L. Polyarteritis and microscopic

polyangiitis.St Louis：Mosby，2003.

39. PAGNOUX C，SEROR R，HENEGAR C，et al. Clinical features and outcomes in 348 patients with polyarteritis nodosa：a systematic retrospective study of patients diagnosed between 1963 and 2005 and entered into the French Vasculitis Study Group Database. Arthritis Rheum，2010，62：616.
40. WISE G N. Ocular periarteritis nodosa. Arch Ophthalmol，1952，47：1–11.
41. MOORE G J，SEVEL D. Corneo-scleral ulceration in periarteritis nodosa. Br J Ophthalmol，1966，50：651–955.
42. PURCELL J J，BIRKENKAMP R，TSAI C C. Conjunctival lesions in periarteritis nodosa. Arch Ophthalmol，1984，102：736.
43. HERBERT F， MCPHERSON S D. Scleral necrosis in periarteritis nodosa；a case report. Am J Ophthalmol，1947，30：727–732.
44. MATTESON E L. A history of early investigation in polyarteritis nodosa. Arthritis Care Res，1999，12（4）：294-302.
45. STONE J H. Polyarteritis nodosa. JAMA，2002，288：1632–1639.
46. CAZABON S. The successful use of infliximab in resistant relapsing polychondritis and associated scleritis. Eye，2005，19：222–224.
47. NASH P，MEASE P J，BRAUN J，et al. Seronegative spondylarthropathies：to lump or split? Ann Rheum Dis，2005，64：ii9–ii13.
48. ALI A，SAMSON M C. Seronegative spondyloarthropathies and the eye. Curr Opin Ophthalmol，2007，18：476–480.

49. RUDWALEIT M，LANDEWE R，VAN DER HEIJDE D，et al. The development of Assessment of Spondylo Arthritis interna- tional Society classification criteria for axial spondyloarthritis （part I）：classification of paper patients by expert opinion including uncertainty appraisal. Ann Rheum Dis，2009，68（6）：770–776.
50. CHANG J H. Acute anterior uveitis and HLA-B27. Surv Ophthalmol，2005，50：364–388.
51. VAN DER LINDEN S，VAN DER HEIJDE D. Ankylosing spondylitis. Clinical features. Rheum Dis Clin N Am，1998，24（4）：663–676.
52. HAKIN K N，WATSON P G. Systemic associations of scleritis. Int Ophthalmol Clin，1991，31（3）：111–129.
53. FOSTER C S，DE LA MAZA M. The sclera. NewYork：Springer，1994.
54. CARTER J D，HUDSON A P. Reactive arthritis：clinical aspects and medical management. Rheum Dis Clin N Am，2009，35（1）：21–44.
55. TOWNES J M. Reactive arthritis after enteric infections in the United States：the problem of defi- nition. Clin Infect Dis，2010，50（2）：247–254.
56. KOUSA M，SAIKKU P，RICHMOND S，et al. Frequent association of chlamydial infection with Reiter's syndrome. Sex Transm Dis，1978，5（2）：57–61.
57. TAYLOR W J，ZMIERCZAC H G，HELLIWELL P S. Prob-lems with the definition of axial and peripheral disease patterns in psoriatic arthritis. J Rheumatol，2005，32：974–977.
58. HELLIWELL P S. Established psoriatic arthritis：

clinical aspects. J Rheumatol，2009，36（S 83）：21–23.

59. GOTTLIEB A B，KIRCIK L，EISEN D，et al. Use of etanercept for psoriatic arthritis in the dermatology clinic：the experience diagnosing，understanding care，and treatment with etanercept （EDUCATE） study. J Dermatol Treat，2006，17：343–352.

60. SAINZ DE LA MAZA M，FOSTER C S，JABBUR N S. Scleritis associated with systemic vasculitic diseases. Ophthalmology，1995，102（4）：687–692.

61. LAMBERT J R，WRIGHT V. Eye inflammation in psoriatic arthritis. Ann Rheum Dis，1976，35（4）：354–356.

62. ALTAN-YAYCIOGLU R，AKOVA Y A，KART H，et al. Posterior scleritis in psoriatic arthritis. Retina，2003，23（5）：717–719.

第 4 章

感染性巩膜炎

引言

虽然全身免疫性疾病是巩膜炎的主要病因，但感染等其他病因也应考虑在内。感染性巩膜炎在三级医院巩膜炎病例中占4%～10%[1～3]，可分为两种类型。第一类是外源性感染性巩膜炎。这一类最为常见，包括外伤后、手术后的巩膜感染，以及眼部邻近组织感染所引起的巩膜炎，这些外源性感染往往具有急性、化脓性和破坏性的特点。第二类是内源性感染性巩膜炎，这类巩膜炎并不常见。内源性感染性巩膜炎通常类似于非感染性炎症，具有弥漫性、结节性或坏死性的特点。全身感染所致的巩膜炎（如梅毒、结核）属于第二类。

由于感染性巩膜炎与免疫疾病引起的巩膜炎相似，因此将感染所致的炎症与免疫所致的炎症区分开来是眼科医生面临的重要挑战。两种类型巩膜炎的鉴别诊断是非常重要的，因为感染性巩膜炎可以有特定的抗感染治疗，并且糖皮质激素、免疫抑制剂或生物治疗常被用于免疫相关巩膜炎的治疗，但在感染性巩膜炎的活动期是禁忌使用的[4]。

细菌、真菌、病毒和寄生虫都可以感染巩膜（表4.1）。无论是外源性还是内源性的感染性巩膜炎，都可以由病原体直接入侵或者由病原体诱导机体免疫应答而导致局部和全身症状。

表4.1　引起感染性巩膜炎的微生物分类

微生物分类
1. 细菌
革兰氏阳性球菌
革兰氏阴性杆菌
分枝杆菌
非结核分枝杆菌
结核分枝杆菌
螺旋体
梅毒螺旋体
伯氏疏螺旋体
放线菌
星形诺卡氏菌

续表

微生物分类
2. 真菌
丝状真菌
双态性真菌
3. 病毒
带状疱疹病毒
单纯疱疹病毒1型
4. 寄生虫
原生动物
棘阿米巴
弓形虫
蠕虫
犬弓蛔虫

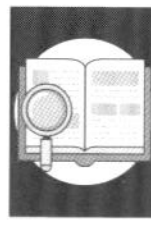

感染性巩膜炎

临床上初诊、确诊和治疗感染性巩膜炎包括四个步骤（表4.2）：第一步是病史询问；第二步是临床检查并确定诊断；第三步评估是否进行巩膜活检；第四步是治疗。

（1）病史询问

在询问病史时，完整记录既往史很重要。外伤史，尤其是动植物性外伤和异物伤，可将病原体直接带入巩膜。眼科手术，如翼状胬肉切除术、巩膜扣带术、斜视矫正术、青光眼滤过手术、Tenon 囊下注射曲安耐德都可引发感染性巩膜炎；在白内障手术伴或不伴穿透性角膜移植术、玻璃体切除术后较少发生[5～8]。翼状胬肉切除术是最容易引起感染性巩膜炎的眼科手术。术中应用 β-射线或丝裂霉素虽然不是导致巩膜感染的主要原因，但可增加巩膜变薄、缺血性坏死的风险，从而增加了病原微生物黏附的机会。术后巩膜感染可在任何时间发生，从几天到几年不等。创伤后感染性巩膜炎的潜伏期要比眼科术后的潜伏期短。配戴隐形眼镜、长期眼表用药（激素）、艾滋病（acquired immune delficiency syndrome，AIDS）、糖尿病、癌症、全身使用免疫抑制剂，以及单纯疱疹病毒（herpes simplex virus，HSV）或水痘带状疱疹病毒（varicella zoster virus，VZV）复发性角膜炎等，均可增加感染性巩膜炎的发生风险。

表4.2　感染性巩膜炎的临床诊疗步骤

诊断步骤
1. 病史询问
（a）现病史
（b）既往史
Ⅰ 外伤史
Ⅱ 眼部手术
Ⅲ 配戴隐形眼镜
Ⅳ 局部药物的长期应用
Ⅴ 导致免疫力低下的全身性疾病
Ⅵ 免疫抑制
Ⅶ 导致免疫力低下的眼部疾病
（c）系统性回顾
（d）临床表现
2. 诊断方法
3. 组织活检（必要时）
4. 治疗

（2）诊断方法

由于外源性感染性巩膜炎可继发于邻近的角膜炎或严重的感染性眼内炎，因此角膜、玻璃体、受累巩膜上方的结膜–表层巩膜标本应使用革兰氏染色和吉姆萨染色，并在血平板、巧克力平板、沙氏琼脂，以及脑－心巯基乙酸盐肉汤培养基中培养。根据涂片结果，尽快采用强效的广谱抗菌治疗。如果考虑是结核感染，应对样本进行抗酸染色以检测抗酸杆菌，并在改良罗氏（Lowenstein-Jense）培养基上进行培养；如果考虑是棘阿米巴巩膜角膜炎，角膜标本需要额外进行荧光增白染色，并在铺有大肠杆菌的非营养琼脂平板上进行接种。

内源性感染性巩膜炎可以通过实验室检查进行诊断，包括血清学检查、微生物培养、组织或体液的聚合酶链反应(polymerase chain reaction，PCR），以及X线、计算机断层显像（CT）和磁共振成像（MRI）等。

新的分子诊断病原鉴定技术可提高微生物培养的结果。这些技术包括多重引物PCR、定量PCR和新近出现的典型生物组硅胶核型分析（biome representational in silico karyotyping，BRiSK）[9]。当医生怀疑患者存在外源性感染性巩膜炎或巩膜角膜炎，却无法通过病史、临床检查、培养或PCR方法明确病原体时，BRiSK可以起作用。借助BRiSK技术，微小的结膜－巩膜或角膜样本可与数据库中序列已知的所有微生物进行比较，最终临床医生将得到送检样本中存在的所有微生物列表。

超声生物显微镜（UBM）有助于早期发现巩膜炎相关的视网膜和脉络膜脱离。光学相干断层扫描（OCT）可以显示玻璃体混浊和视网膜下沉积物，这些混浊或沉积物可能是感染性巩膜炎中含有脂褐素的巨噬细胞[10]。

（3）组织活检

如果怀疑巩膜感染，但涂片和培养结果（48h）呈阴性，且患者在使用广谱抗菌治疗后病情无改善，则建议行巩膜或巩膜－角膜组织活检。该技术包括在手术显微镜下分离结膜、Tenon 囊和巩膜表层组织。角膜活检时，根据角膜病灶区选择合适的环钻深度和直径，然后进行板层分离。将取下的生物组织分为 3 份：第一份送到微生物实验室进行匀浆和进一步的培养和（或）PCR / BRiSK 检测；第二份送到病理学实验室进行组织病理学研究和特殊染色（过碘酸雪夫染色、六胺银染色、抗酸染色、荧光增白剂染色）；第三份送到免疫学实验室进行单克隆抗体免疫荧光研究[4]。如果进行了活组织检查，但微生物仍未被分离出，并且患者在抗菌治疗的最初几天内病情没有改善，则应该充分考虑切除活组织检查，包括深层巩膜切除术、后续的巩膜移植术（或带有羊膜的筋膜移植物）和（或）板层/穿透性角膜移植术。

如果未能分离出微生物，但组织病理学研究显示炎性微血管病变，则必须怀疑先前感染或系统性自身免疫性血管炎疾病导致的免疫反应。应考虑使用糖皮质激素、免疫抑制剂或生物制剂治疗，并建议继续使用抗生素。

（4）治疗

根据革兰氏染色和吉姆萨染色的结果，必须使用强效和长效的眼表、结膜下和全身抗生素或抗真菌药物。如果发生巩膜角膜炎，可能需要静脉使用抗生素。一旦培养分离出微生物，则可根据药敏结果选择抗生素或抗真菌药物。持续结膜囊灌流给药可增加药物的巩膜穿透性。治疗初始阶段禁止眼局部使用糖皮质激素，但如果在经过数日强力的抗感染治疗，病情得到控制、微生物学检查排除真菌或组织病理学研究显示炎性微血管病变的情况下可使用眼表糖皮质激素。铜绿假单胞菌感染不可局部使用糖皮质激素，因为其常常可使感染持续和进展。糖皮质激素作为一个调控炎症反应的调制因素，也有造成巩膜破坏的可能。因此，对于使用糖皮质激素治疗的患者，必须密切随访和调整。当激素抑制组织破坏时，机体免疫反应也同时下降。如果巩膜坏死严重、进展快或有难以控制的多灶性脓肿时，对巩膜脓肿的彻底清创有助于清除坏死组织、增加药物穿透性。通常在术中发现的巩膜坏死面积要远远大于裂隙灯检查时的判断，手术中对坏死巩膜内的病变隧道和小脓肿囊袋需要非常仔细的清创。推荐使用抗生素或抗真菌药物进行伤口的灌流，可能需要多次清创或者巩膜移植和（或）板层 / 穿透性角膜移植术等手术治疗。

协助鉴别诊断的体征

大多数外源性感染性巩膜炎的病例有角膜炎、近期外伤或眼科手术史等明确的病因。潜在的临床鉴别体征包括巩膜溃疡伴有单灶或多灶的卫星脓肿、黏液脓性分泌物、钙化斑块、前段炎症和慢性进行性巩膜坏死。结膜下的巩膜脓肿表现为黄色结节，并沿着距角膜缘 3 ~ 4 mm 向上或向下呈弧形散在分布。钙化斑块常见于巩膜溃疡的基底部。坏死性巩膜炎是感染性巩膜炎的最常见表现。对于伴有黏液脓性分泌物的进行性巩膜坏死，应怀疑感染性病因。尽管在多数情况下，其临床表现可能与非感染性巩膜炎相似。

内源性感染性巩膜炎可能与非感染性巩膜炎相似，需要仔细询问病史、系统回顾、体格检查和实验室检查。

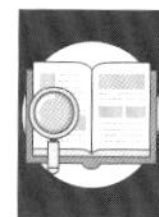

细菌性巩膜炎

（1）革兰氏阳性球菌和革兰氏阴性杆菌性巩膜炎[5]

在西方文献中，铜绿假单胞菌是感染性巩膜炎的最常见病因，而据报道真菌性巩膜感染在印度等热带国家更多见[5～8，11～15]。这可能与气候和环境暴露的差异有关。铜绿假单胞菌性巩膜炎通常伴有原发性角膜感染和继发的巩膜扩张（图 4.1）[3]，另一种可引起巩膜感染的革兰氏阴性杆菌是嗜麦芽寡养单胞菌。

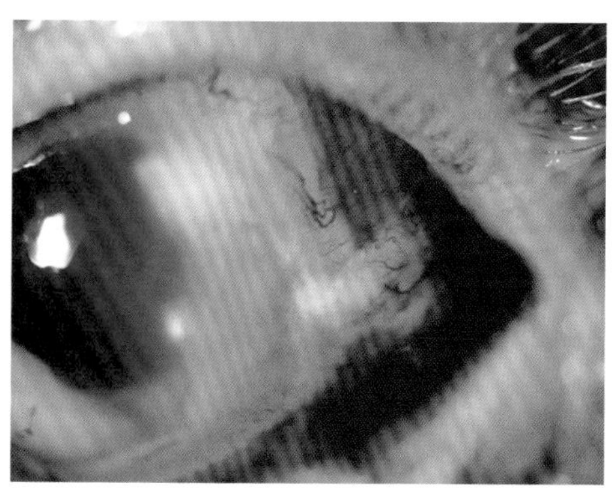

图4.1 免疫抑制患者发生铜绿假单胞菌性角膜炎后继发坏死性巩膜炎

虽然有眼部感染的发病率在增加，但普遍认为嗜麦芽寡养单胞菌的毒力低于铜绿假单胞菌。相关报道表明，嗜麦芽寡养单胞菌多见于创伤后、外科手术后、巩膜植入物或邻近角膜炎后的巩膜感染[15 ~ 19]。嗜麦芽寡养单胞菌与其他微生物混合感染导致角膜炎或眼内炎的情况并不少见，可能是由于其毒力较低的缘故[18，20]。由于其侵袭性有限，所以病程进展相对缓慢，起病时间较长，但一旦感染具有较强的耐药性。由于存在复发的风险，嗜麦芽寡养单胞菌的感染需要长期的治疗和随访。

肺炎链球菌性巩膜炎常见于角膜感染[21]或翼状胬肉切除术后使用 β - 射线或丝裂霉素的患者[3，22，23]（图 4.2）。金黄色葡萄球菌[21，24，25]、表皮葡萄球菌[21]、变形杆菌[26]、黏质沙雷氏菌[7]、阴沟肠杆菌[7，15]、痤疮丙酸杆菌[7，15]、白喉棒状杆菌[5]和流感嗜血杆菌[7，15]在上述情况下也有感染病例的报道。

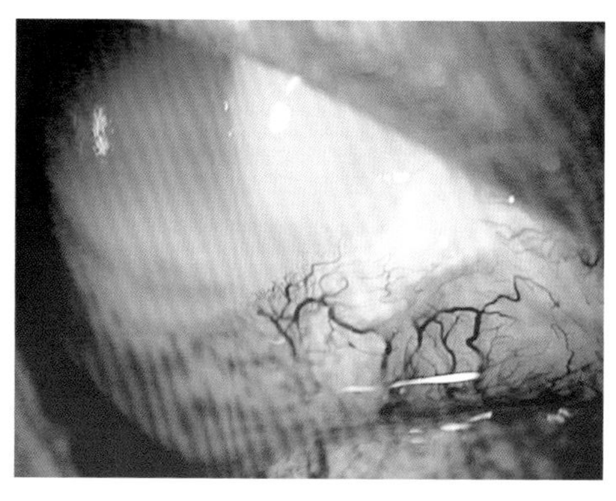

图 4.2 翼状胬肉切除联合丝裂霉素C治疗后，因肺炎链球菌感染出现坏死性角膜炎和巩膜炎

细菌性巩膜炎通常预后不良。抗生素不易渗透到巩膜外层紧密结合的胶原纤维中可能是预后不良的原因之一。视力下降的原因包括角膜炎后角膜瘢痕形成、角膜移植失败、白内障、渗出性视网膜脱离、脉络膜积液、继发性闭角型青光眼、视神经萎缩、眼内炎和眼球痨。就诊时视力不佳的患者（视力指数小于 1 米）通常视功能预后更差[14]。孤立性细菌性巩膜炎的预后优于细菌性角膜巩膜炎[21]。关于清创术对感染性巩膜炎结果的影响存在很大差异。有些研究表明清创会缩短感染性巩膜炎的治疗周期并提高视力[13, 27]，而其他研究表明，尽管进行了

清创术，50%病例仍不能恢复功能性视力[7]。清创术有助于恢复患者的解剖结构[14]。早期诊断对于早治疗、阻止角膜和（或）巩膜细菌感染的加重是非常关键的。

（2）分枝杆菌性巩膜炎

1）非结核分枝杆菌性巩膜炎

巩膜炎和表层巩膜炎很少由结核分枝杆菌引起。但由于免疫抑制患者数量的持续增加，非结核分枝杆菌（nontuberculous mycobacteria，NTM）引起的眼部感染数量在过去几十年中有所上升[5，7，15，21，28～30]，其中包括龟分枝杆菌、海洋分枝杆菌、偶发分枝杆菌和戈登分枝杆菌。这些微生物难以通过常规实验室技术分离，而且容易与其他病原体混淆。角膜炎和巩膜炎是非结核分枝杆菌最常见的眼部表现。据报道，严重感染性角膜炎[21]或眼科手术后继发性非结核分枝杆菌巩膜炎，其特点是数月内出现结节性或坏死性病变，常伴有少量的黏液脓性分泌物。引起巩膜炎的最常见非结核分枝杆菌是龟分枝杆菌，是一种快速生长的分枝杆菌（Runyon Ⅳ组），这类感染可能与简单的门诊眼科手术或免疫功能低下患者肌内注射后脓肿有关。潜伏期为1～3周，4～6周后临床表现变得明显。化脓性脓肿缓慢发展为亚急性或慢性肿胀、溃疡和瘘管。巩膜炎也可能由海洋分枝杆菌引起，这是一种生长缓慢的分枝杆菌（Runyon I组），通常与皮肤病有关，如游泳池肉芽肿、水族箱肉芽肿、鱼缸肉芽肿。通过抗酸染色可以证明耐酸杆菌的存在，并且可在30℃（37℃下生长不良）的改良罗氏培养基上培养出微生物。由于回收率很低，所以需要多个采样才能提高其阳性率。在明确分枝杆菌感染后，可以采取利福平、克拉霉素、阿米卡星和多西环素联合治疗。治疗必须持续至临床症状消退后4周到6个月。若存在组织受损，清创术可有效治疗分枝杆菌性巩膜炎和角膜炎。伴或不伴角膜炎的感染性巩膜炎的鉴别诊断必须包括非结核分枝杆菌感染，特别是在简单的门诊手术或与土壤、污染水源（游泳池、水族馆、其他水容器）接触后出现的巩膜炎。

2）结核分枝杆菌性巩膜炎

眼结核很少见，巩膜受累更加罕见。

1940—1966年，结核病医院的患者巩膜感染发生率为0.04%[31]，1976年，巩膜炎患者的结核病发病率为1.92%[1]。结核性巩膜炎可以是结核分枝杆菌直接侵犯巩膜，但更多的是由免疫介导的反应引起。结核分枝杆菌的直接侵袭通常是由于肺结核的血行播散[26, 32]；偶尔也可能由局部的直接损伤引发感染[33]或邻近组织（如角膜、结膜、虹膜）的病变扩散而来。结核可以从痰、尿、眼组织或其他体液中检测出来，通过抗酸染色可以证明抗酸杆菌存在，在37℃的适宜温度下的改良罗氏培养基上培养或聚合酶链式反应鉴定结核分枝杆菌[26, 34, 35]。皮肤试验（PPD）和干扰素-γ释放试验（interferon-gamma release assays，IGRAs），包括QuantiFERON-TB Gold®检测和T-SPOT.TB®检测，可能有助于诊断潜伏的结核分枝杆菌感染。

（3）螺旋体性巩膜炎

最常见引起巩膜炎的螺旋体是梅毒螺旋体和伯氏疏螺旋体，分别为梅毒和莱姆病的病原体。

1）梅毒性巩膜炎

梅毒引起的巩膜炎是一种罕见的疾病。据报道，巩膜炎患者中梅毒引起的比例为2.89%[1]。巩膜炎作为梅毒的最初表现并不少见[36，37]。在二期梅毒、三期梅毒或先天性梅毒中都可能发生巩膜炎。梅毒性巩膜炎的发病机制可能与梅毒螺旋体的直接侵袭或梅毒螺旋体及其代谢产物导致的免疫反应有关。炎症可局限于巩膜也可呈弥漫性发展，包括前和（或）后葡萄膜炎[38，39]。先天性梅毒可以导致角膜基质炎。患者通常梅毒螺旋体的血清学检测（FTA-ABS、VDRL、TPHA、RPR）呈阳性，且使用全身青霉素或其他的抗生素有效[2，38～40]。存在眼部病变（包括巩膜炎）的三期梅毒患者，需要通过脑脊液细胞和蛋白质检查，以及VDRL试验仔细寻找神经梅毒的证据[39]。由于眼部梅毒可能同时伴有HIV感染，因此所有梅毒性巩膜炎患者都必须进行艾滋病病毒感染评估，反之亦然[38，39]。

2）莱姆氏硬化症

莱姆氏硬化症的发病率很低，是一种由伯氏疏螺旋体引起的蜱传疾病。其发病机制可能与伯氏疏螺旋体直接入侵体及其代谢产物导致的免疫反应有关。莱姆氏硬化症所致的弥漫性前后巩膜炎已有报道[25，41]。ELISA 是最敏感和最特异的检查方法，可以测试IgM和IgG水平，早期出现 IgM上升，后期 IgG 升高。其他眼部表现促使神经眼科改变，如第三、第六和第七脑神经受累，以及视神经（视神经炎）和视网膜（视网膜出血、渗出性视网膜脱离、黄斑囊样水肿）病变，前葡萄膜炎和后葡萄膜炎、角膜炎、结膜炎和睑缘炎[42]。在与神经眼科改变相关的巩膜炎的鉴别诊断中，必须始终考虑莱姆氏硬化症。头孢曲松静脉注射是可选的治疗方法。

（4）放线菌性巩膜炎

巩膜炎是放线菌感染的罕见表现。放线菌外表与真菌相似，但实际为细菌。放线菌感染最常见于恶性肿瘤患者和接受免疫抑制治疗的患者。

诺卡氏菌病是一种放线菌，革兰氏染色阳性，丝状，抗酸染色为阳性。诺卡氏菌在农村地区常见，因为它是土壤中的常见微生物。诺卡氏菌是一种条件致病菌，通常感染免疫抑制患者或外伤后的患者[7, 14]。眼部表现包括巩膜炎、结膜炎、角膜炎、眼内炎，可累及眼眶[43]。

诺卡氏菌巩膜炎通常是坏死性的[4]，与长期全身性糖皮质激素治疗、视网膜脱离手术使用的巩膜硅胶条带[44]、配戴隐形眼镜[45]、Tenon 囊下注射曲安耐德[46]或接触土壤和植物环境有关[47]。使用革兰氏染色（特征性菌丝形式）或1%抗酸染色更易于诊断诺卡氏菌。抗酸染色时如伴随出现片状菌丝外形，类似于杆菌形态，可能被误诊为结核。

阿米卡星、甲氧苄啶、磺胺甲恶唑和利奈唑胺是首选药物[47, 48]。第四代氟喹诺酮类药物在耐药病例中可能有效[49]。即便经过积极和迅速的治疗，诺卡氏菌巩膜炎预后仍较差[47]，清创术可能有助于改善预后[50]。

真菌性巩膜炎

真菌性巩膜炎是一种罕见病，通常由外源性感染引起，也可能是全身性真菌病血行播散的结果[51]。真菌性巩膜炎在炎热、潮湿气候地区更常见，通常发生在眼外伤后[12，14，26]，尤其是植物或土壤造成的外伤。与细菌性巩膜炎一样，外科手术[4，7，14]，如翼状胬肉切除术后 β - 射线照射[52]、视网膜脱离巩膜扣带术[53]、白内障手术[54]，以及眼内炎也是真菌性巩膜炎的危险因素[55]。眼部或全身性免疫减退疾病，包括单克隆丙种球蛋白病[56]、接触镜使用、静脉麻醉成瘾[57]和长期局部药物（包括糖皮质激素）的使用[4]也是诱发因素。真菌性巩膜炎经常伴随角膜炎，其对眼的危害性，不光是因为病原体造成的组织损伤，同时也与抗真菌药物难以穿透巩膜有关。

引起巩膜炎最常见的真菌是丝状真菌，如曲霉菌[51，52，56～59]、顶孢霉[21]和球形菌（可可毛色二孢菌，Lasiodiplodia theobromae）[55]。

与巩膜感染有关的其他不太常见的丝状真菌是丝孢菌属[7, 60]、波氏假性霉样菌[61]、申克氏孢子丝菌[62]、拟青霉菌[4, 63]、青霉菌[64]和弯孢菌[7]。西伯氏鼻孢子虫，一种分类尚不确定的微生物（多数认为是真菌），也可能导致巩膜溶解[65]，如果存在邻近的真菌性角膜炎，临床特征为角膜基质带伪足的白色浸润灶、卫星灶、前巩膜伴发的房积脓或内皮斑。

因为罕见的微生物（如分枝杆菌、棘阿米巴或厌氧菌）可能是巩膜炎或巩膜角膜炎的病原体，抗真菌治疗之前应该做出明确的诊断。一旦发生巩膜角膜炎，必须采取强效和持续的局部结膜下或全身抗真菌药物治疗。真菌性巩膜炎的预后视力通常较差，原因可能在于难以早期诊断、抗真菌药物无法渗透到无血管的巩膜中、抗真菌药效果欠佳或真菌长时间持续存在于无血管巩膜组织等均可导致病情进行性恶化。在某些情况下，口服伏立康唑和静脉注射卡泊芬净，以及巩膜脓肿的多次外科清创术有助于控制病情[57, 59]。巩膜清创术可有效去除脓肿并促进抗真菌药物的渗透。由于糖皮质激素可以促使真菌生长，所以在真菌性巩膜炎或巩膜角膜炎中是禁忌使用的。

病毒性巩膜炎

病毒性巩膜炎可由病毒感染直接引起或对病毒的自身免疫应答所导致，往往在病毒感染后数月发生。引起巩膜炎的最常见病毒为疱疹病毒家族，包括水痘带状疱疹病毒（VZV）和单纯疱疹病毒 1 型（HSV-1）。

疱疹性巩膜炎，主要是带状疱疹性巩膜炎，是巩膜炎中最常见的感染因素[3，66]。据报道，疱疹性巩膜炎患病率为 4.2% ~ 7.5%[67 ~ 69]。它通常是单侧的，可能是弥漫性的、结节性的或坏死性的。由于角膜炎和前葡萄膜炎常伴有疱疹性巩膜炎，发现单侧巩膜角膜炎或巩膜葡萄膜炎时，应怀疑疱疹性巩膜炎的可能（图 4.3，图 4.4）。然而，疱疹性巩膜炎也可表现为慢性或复发性巩膜炎，不伴角膜或葡萄膜受累，此时的临床诊断非常困难。

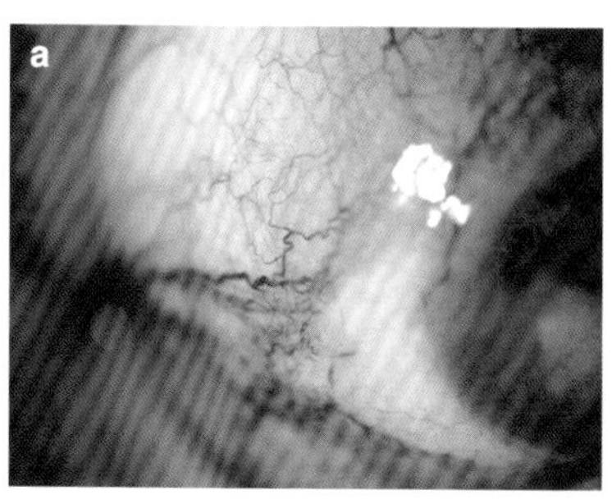

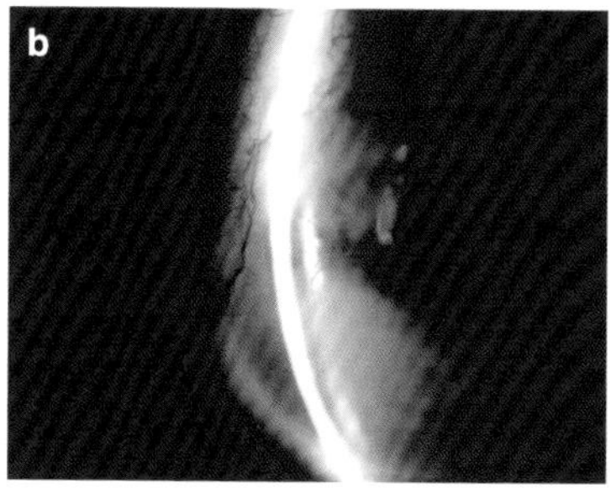

a：带状疱疹病毒感染出现坏死性巩膜炎和陈旧性角膜白斑；b：带状疱疹病毒感染所致陈旧性角膜白斑。

图 4.3 疱疹性巩膜炎

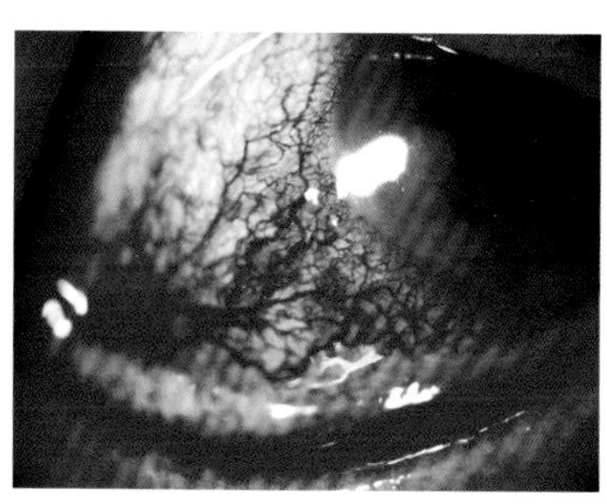

图 4.4 一例特应性体质患者因带状疱疹病毒感染继发坏死性巩膜炎和前葡萄膜炎

带状疱疹感染可能发生在任何年龄段，但最常见于60岁以上的个体，特别是免疫抑制的患者，如AIDS、器官移植、癌症或血液恶病质者有发生带状疱疹感染的高风险。疱疹性巩膜炎通常具有进展破坏性，可导致眼球及视力丧失、严重疼痛甚至穿孔（偶尔）（图4.3）。眼带状疱疹急性发作时出现的巩膜炎（皮肤损伤后10 ~ 15天发作），医生很容易将其与VZV感染关联。然而，巩膜炎可能在VZV感染后数月或数年后发作，有时可由眼部手术诱发，因此疱疹性巩膜炎有时难以诊断。仔细回顾病史和细致的面部和眼部检查对早期诊断带状疱疹性巩膜炎至关重要。角膜受累包括基质性角膜炎，免疫性盘状或白色坏死性角膜基质炎，均可能发展为巩膜角膜炎，甚至是边缘性溃疡性角膜炎[4, 26]。它也可能与前葡萄膜炎有关，可致虹膜扇形萎缩和（或）小梁炎，继而可能引发青光眼。角膜炎和葡萄膜炎会使更多的眼组织损伤进而导致视力丧失。受累区域的角膜知觉减退和虹膜扇形萎缩是诊断疱疹感染的有用线索。

当没有特征性临床表现时，巩膜活检组

织的抗 VZV 和抗 HSV-1 免疫荧光分析可能有助于确诊[66，70]。如无法进行组织活检，则考虑试验性口服阿昔洛韦、伐昔洛韦或泛昔洛韦观察治疗效果[66]。对于视力下降程度严重的患者，及时诊断和早期治疗对预防视力丧失是至关重要的。

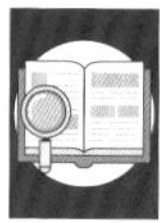

寄生虫性巩膜炎

寄生虫也可以引起巩膜炎，主要是原虫和蠕虫，也应列入感染性巩膜炎的鉴别诊断。在原虫中，需要考虑棘阿米巴、弓形虫；在蠕虫中，需要考虑犬弓蛔虫。

（1）棘阿米巴性巩膜炎

棘阿米巴是一种小型变形虫，可以存在于土壤、污染水源（蒸馏水、自来水、井水、热水管、微咸水、游泳池、水浴和海水）中、隐形眼镜（硬镜片和软镜片），以及用于冲洗隐形眼镜的溶液中（自来水、唾液、井水、自制的非灭菌盐水）。棘阿米巴以滋养体和休眠形式（包囊）存在。棘阿米巴性角膜炎患者经常表现为慢性和复发性过程[71]。在棘阿米巴性角膜炎的动物模型中，坏死的微生物和棘阿米巴的囊壁可引发适应性免疫应答，但这种免疫反应并不能杀灭棘阿米巴包囊[72]。包囊可以在人类的角膜组织中持续存在多年，即使在微生物不活动情况下也会导致持续性炎症。约 18.5% 巩膜炎病例伴有角膜炎[71]。棘阿米巴性巩膜角膜炎患者通常是年轻、健康、免疫功能正常的个体，但他们至少有以下一种危险因素：轻微角膜外伤史[1]、直接接触土壤或受污染水源[2]、隐形眼镜配戴史[3]。棘阿米巴性巩膜炎通常是弥漫性或结节性的，但也有可能发展为坏死性，并导致巩膜扩张[2，25]。其临床特征是环状、浸润性角膜基质炎，有时伴有持续性或复发性的假树枝样或点状上皮糜烂，少数情况也可出现伴前房积脓的前葡萄膜炎。

棘阿米巴性巩膜角膜炎经常被漏诊，因为它常被误诊为单纯疱疹性巩膜角膜炎。即使最初就考虑感染，棘阿米巴的确诊仍然很困难。虽然明确诊断需要培养、组织学或聚合酶链反应（PCR），但可以通过临床特征和共聚焦显微镜进行初步诊断。角膜表面刮取的标本要用荧光增白剂染色，也可以使用革兰氏染色、吉姆萨染色、Masson 染色和六胺银染色，可以在含大肠杆菌的非营养琼脂中进行角膜刮片、隐形眼镜和隐形眼镜护理液的微生物培养。

巩膜角膜炎治疗包括局部单独使用双胍（聚六甲基双胍或氯己定）或与二脒（丙脒羟乙基磺酸盐或己脒）联合使用。与抗阿米巴药物联合使用时，可开始尝试短期局部使用糖皮质激素和口服非甾体抗炎药（nonsteroidal anti-inflammatory drugs，NSAIDs）并密切观察病情进展。对于严重且无效的病例，可以短期口服糖皮质激素来代替 NSAIDs。在难治性病例或需要避免长期糖皮质激素不良反应的情况下，霉酚酸酯或硫唑嘌呤可以用作免疫抑制治疗[71]，也可口服抗真菌药物（如伊曲康唑或伏立康唑）。对于已经发生和即将发生的角膜穿孔，尽管进行了药物治疗，仍可能需要进行伴或不伴巩膜清创术的穿透性角膜移植术来根除持续活动的巩膜角膜炎。

棘阿米巴性巩膜角膜炎的临床疗效欠佳，但局部和全身联合抗阿米巴治疗，以及抗感染治疗可以减小眼球摘除概率。

（2）弓形虫性巩膜炎

虽然弓形虫病最常见的眼部表现是视网膜脉络膜炎，但偶尔也会引起巩膜炎[73，74]。弓形虫病中的巩膜炎通常伴有视网膜脉络膜炎。弓形虫性巩膜炎可能是严重弓形虫性视网膜脉络膜炎导致巩膜扩张的结果，也可能是由弓形虫直接侵犯或其产物诱发的免疫反应所致。根据临床表现和血清学检查，抗弓形体滴度的高 IgM 抗体的存在提示近期的感染。在大多数患者中，IgM 阴性而 IgG 阳性，这表明存在既往感染。所有巩膜炎和视网膜脉络膜炎的患者都应进行弓形虫病的排查。

（3）弓蛔虫性巩膜炎

虽然弓蛔虫病中最常见的眼部表现是后极部和周边视网膜肉芽肿，但偶尔也可能发生巩膜炎[26]。基于临床表现和血清学检查可做出支持性诊断。所有发生巩膜炎和后极部或周边视网膜肉芽肿的患者都应排查弓蛔虫病。

遵守道德要求

作者声明没有利益冲突。本文作者没有进行任何动物或人类研究。

（臧云晓　张　鹏　译）

参考文献

1. WATSON P G，HAYREH S S. Scleritis and episcleritis. Br J Ophthalmol，1976，60：163–191.
2. SAINZ DE LA MAZA M，JABBUR NS，FOSTER C S. Severity of scleritis and episcleritis. Ophthalmology，1994，101：389–396.
3. SAINZ DE LA MAZA M，MOLINA N，GONZALEZ-GONZALEZ L A，et al. Clinical characteristics of a large cohort of patients with scleritis and episcleritis. Ophthalmology，2012，119：43–50.
4. SAINZ DE LA MAZA M，TAUBER J，FOSTER C S. The sclera. 2nd ed. New York：Springer，2012：241–276.
5. REDDY J C，MURTHY S I，REDDY A K，et al. Risk factors and clinical outcomes of bacterial and fungal scleritis at a tertiary eye care hospital. Middle East Afr J Ophthalmol，2015，22：203–211.
6. RAMENADEN E R，RAIJI V R. Clinical characteristics and visual outcomes in infectious scleritis：a review. Clin Ophthalmol，2013，7：2113–2122.
7. HODSON K L，GALOR A，KARP C L，et al. Epidemiology and visual outcomes in patients with infec-

tious scleritis. Cornea, 2013, 32: 466–472.
8. CUNNINGHAM M A, ALEXANDER J K, MATOBA A Y, et al. Management and outcomes of microbial anterior scleritis. Cornea, 2011, 30: 1020–1023.
9. HONG B K, LEE C S, VAN GELDER R N, et al. Emerging techniques for pathogen discovery in endophthalmitis. Curr Opin Ophthalmol, 2015, 26: 221–225.
10. NGUYEN P, YIU S C. Imaging studies in a case of infectious scleritis after pterygium excision. Middle East Afr J Ophthalmol, 2012, 19: 337–339.
11. OKHRAVI N, ODUFUWA B, MCCLUSKEY P, et al. Scleritis. Surv Ophthalmol, 2005, 50: 351–363.
12. JAIN V, GARG P, SHARMA S. Microbial scleritis-experience from a developing country. Eye, 2009, 23: 255–261.
13. HUANG F C, HUANG S P, TSENG S H. Management of infectious scleritis after pterygium excision. Cornea, 2000, 19: 34–39.
14. PRADHAN Z S, JACOB P. Infectious scleritis: clinical spectrum and management outcomes in India. Indian J Ophthalmol, 2013, 61: 590–593.
15. HO Y F, YEH L K, TAN H Y, et al. Infectious scleritis in Taiwan – a 10 year review in a tertiary-care hospital. Cornea, 2014, 33: 838–843.
16. RAMOS-ESTEBAN J C, JENG B H. Posttraumatic Stenotrophomonas maltophilia infectious scleritis. Cornea, 2008, 27: 232–235.
17. CHEN Y F, CHUNG P C, HSIAO C H. Stenotrophomonas maltophilia keratitis and scleritis.Chang Gung Med J, 2005, 28: 142–150.
18. LIU D T, LEE V Y, CHI-LAI L, et al. Stenotrophomonas maltophilia and Mycobacterium chelonae

coinfection of the extraocular scleral buckle explants. Ocul Immunol Inflamm，2007，15：441–442.

19. LIN H C，MA D H，CHEN Y F，et al. Late-onset intrascleral dissemination of Stenotrophomonas maltophilia scleritis after pterigium excision. Cornea，2011，30：712–715.
20. KIM J H，SHIN H H，SONG J S，et al. Infectious keratitis caused by Stenotrophomonas maltophilia and yeast simultaneously. Cornea，2006，25：1234–1236.
21. REYNOLDS M G，ALFONSO E. Infectious scleritis and keratoscleritis：management and outcome. Am J Ophthalmol，1991，112：543–547.
22. ALTMAN A J，COHEN E J，BERGER S T，et al. Scleritis and Streptococcus pneumoniae. Cornea，1991，10：341–345.
23. PAULA J S，SIMAO M L，ROCHA E M，et al. Atypical pneumococcal scleritis after pterygium excision：case report and literature review. Cornea，2006，25：115–117.
24. LEE J E，OUM B S，CHOI H Y，et al. Methicillin-resistant Staphylococcus aureus sclerokeratitis after pterygium excision. Cornea，2007，26：744–746.
25. SAINZ DE LA MAZA M，HEMADY R K，FOSTER C S. Infectious scleritis：report of four cases. Doc Ophthalmol，1993，83：33–41.
26. HEMADY R，SAINZ DE LA MAZA M，RAIZMAN M B，et al. Six cases of scleritis associated with systemic infection. Am J Ophthalmol，1992，114：55–62.
27. TITTLER E H，NGUYEN P，RUE K S，et al. Early surgical debridement in the management of infectious scleritis after pterygium excision. J Ophthalmic In-

flamm Infect，2012，2：81–87.

28. TURNER L，STINSON I. Mycobacterium fortuitum as a cause of corneal ulcer. Am J Ophthalmol，1965，60：329–331.
29. SCHÖNHERR U，NAUMANN G O H，LANG G K，et al. Sclerokeratitis by Mycobacterium marinum. Am J Ophthalmol，1989，108：607–608.
30. METTA H，CORTI M，BRUNZINI R. Disseminated infection due to Mycobacterium chelonae with scleritis，spondylodiscitis and spinal epidural abscess. Braz J Infect Dis，2008，12：260–262.
31. DONAHUE H C. Ophthalmologic experience in a tuberculosis sanatorium. Am J Ophthalmol，1967，64：742–748.
32. BLOOMFIELD S E，MONDINO B，GRAY G F. Scleral tuberculosis. Arch Ophthalmol，1976，94：954–956.
33. BELL G H. Report of a case of tuberculosis of the sclera of probable primary origin. Trans Am Ophthalmol Soc，1914，13：787–795.
34. DAMODARAN K，GEORGE A E，GOEL S，et al. Tubercular sclerouveitis masquerading as an ocular tumor：a case report. Ocul Immunol Inflamm，2012，20：368–371.
35. GUPTA V，SHOUGHY S S，MAHAJAN S，et al. Clinics of ocular tuberculosis. Ocul Immunol Inflamm，2015，23：14–24.
36. TAMESIS R R，FOSTER C S. Ocular syphilis. Ophthalmology，1990，97：1281–1287.
37. WILHELMUS K R，YOKOYAMA C M. Syphilitic episcleritis and scleritis. Am J Ophthalmol，1987，104：595–597.
38. FENOLLAND J R，BONNEL S，RAMBAUD C，

et al. Syphilitic scleritis. Ocul Immunol Inflamm, 2014, 15: 1–3.

39. MOLONEY G, BRANLEY M, KOTSIOU G, et al. Syphilitic presenting as scleritis in an HIV-positive man undergoing immune reconstitution. Clin Exp Ophthalmol, 2004, 32: 526–528.
40. SHAIKH S, BISWAS J, RISHI P. Nodular syphilitic scleritis masquerading as an ocular tumor. J Ophthalmic Inflamm Infect, 2015, 5: 8.
41. KRIST D, WRENKEL H. Posterior scleritis associated with Borrelia burgdorferi （Lyme disease） infection. Ophthalmology, 2002, 109: 143–145.
42. BERTUCH A W, ROCCO E, SCHWARTZ E G. Lyme disease: ocular manifestations. Ann Ophthalmol, 1988, 20: 376–378.
43. GARG P. Fungal, mycobacterial, and Nocardia infections and the eye: an update. Eye, 2012, 26: 245–251.
44. KATTAN H M, PFLUGFELDER S C. Nocardia scleritis. Am J Ophthalmol, 1990, 110: 446–447.
45. RUSH R B. Contact lens-associated nocardial necrotizing scleritis. Korean J Ophthalmol, 2013, 27: 291–293.
46. SETH R K, GAUDIO P A. Nocardia asteroides necrotizing scleritis associated with subtenon triamcinolone acetonide injection. Ocul Immunol Inflamm, 2008, 16: 139–140.
47. DE CROOS F C, GARG P, REDDY A K, et al. Optimizing diagnosis and management of Nocardia keratitis, scleritis, and endophthalmitis: 11-year microbial and clinical overview. Ophthalmology, 2011, 118: 1193–1200.
48. GONZALEZ A, FAKHAR K, GUBERNICK D,

et al. Scleritis caused by in vitro linezolid-resistant Nocardia asteroides. Case Rep Ophthalmol Med, 2014, 2014: 326957.

49. MITTAL V, FERNANDES M. Cotrimoxazole-resistant Nocardia sclerokeratitis: effective therapy with fourth-generation fluoroquinolones. Can J Ophthalmol, 2012, 47: 58–60.

50. MARUO H, SHIRAISHI A, HARA Y, et al. Necrotizing nocardial scleritis successfully treated with surgical debridement and topical polyvinyl alcohol iodine and antibiotics. J Ocul Pharmacol Ther, 2011, 27: 415–418.

51. STENSON S, BROOKNER A, ROSENTHAL S. Bilateral endogenous necrotizing scleritis due to Aspergillus oryzae. Ann Ophthalmol, 1982, 14: 67–72.

52. MARGO C E, POLACK F M, MOOD C I. Aspergillus panophthalmitis complicating treatment of pterygium. Cornea, 1988, 7: 285–289.

53. MILAUSKAS A T, DUKE J R. Mycotic scleral abscess: report of a case following a scleral buckling operation for retinal detachment. Am J Ophthalmol, 1967, 63: 951–954.

54. SAHU S K, DAS S, SAHANI D, et al. Fungal scleritis masquerading as surgically induced necrotizing scleritis: a case report. J Med Case Rep, 2013, 7: 288.

55. SLOMOVIC A R, FORSTER R K, GELENDER H. Lasodiplodia theobromae panophthalmitis. Can J Ophthalmol, 1985, 20: 225–228.

56. JO D H, OH J Y, KIM M K, et al. Aspergillus fumigatus scleritis associated with monoclonal gammopathy of undetermined significance. Korean J Oph-

thalmol，2010，24：175–178.

57. FINCHER T，FULCHER S F. Diagnostic and therapeutic challenge of Aspergillus flavus scleritis. Cornea，2007，26：618–620.
58. HAYASHI Y，EGUCHI H，TOIBANA T，et al. Polymicrobial sclerokeratitis caused by Scedosporium apiospermum and Aspergillus cibarius. Cornea，2014，33：875–877.
59. HOWELL A，MIDTURI J，SIERRA-HOFFMAN M，et al. Aspergillus flavus scleritis：successful treatment with voriconazol and caspofungin. Med Mycol，2005，43：651–655.
60. JHANJI V，YOHENDRAN J，CONSTANTINOU M，et al. Scedosporium scleritis or keratitis or both：case series. Eye Contact Lens，2009，35：312–315.
61. TARAVELLA M J，JOHNSON D W，PETTY J G，et al. Infectious posterior scleritis caused by Pseudallescheria boydii. Clinicopathologic findings. Ophthalmology，1997，104：1312–1316.
62. BRUNETTE I，STULTING R D. Sporothrix schenckii scleritis. Am J Ophthalmol，1992，15（114）：370–371.
63. CHUNG P C，LIN H C，HWANG Y S，et al. Paecylomices lilacinus scleritis with secondary keratitis. Cornea，2007，26：232–234.
64. IWASAKI T，MATSUNO K，YAMAMOTO M，et al. Penicillium endophthalmitis in necrotizing scleritis treated with topical corticosteroid and cyclosporine A. Jpn J Ophthalmol，2008，52：506–508.
65. DE DONCKER R M，DE KEIZER R J，OOSTERHUIS J A，et al. Scleral melting in a patient with conjunctival rhinosporidiosis. Br J Ophthalmol，1990，74：635–637.

66. GONZALEZ-GONZALEZ L A, MOLINA-PRAT N, DOCTOR P, et al. Clinical features and presentation of infectious scleritis from herpes viruses: a report of 35 cases. Ophthalmology, 2012, 119: 1460–1464.

67. LIN P, BHULLAR S S, TESSLER H H, et al. Immunologic markers as potential predictors of systemic autoimmune disease in patients with idiopathic scleritis. Am J Ophthalmol, 2008, 145: 463–471.

68. JABS D A, MUDUN A, DUNN J P, et al. Episcleritis and scleritis: clinical features and treatment results. Am J Ophthalmol, 2000, 130: 469–476.

69. RAIJI V R, PALESTINE A G, PARVER D L. Scleritis and systemic disease association in a community-based referral practice. Am J Ophthalmol, 2009, 148: 946–950.

70. BHAT P V, JAKOBIEC F A, KURBANYAN K, et al. Chronic herpes simplex scleritis: characterization of 9 cases of an underrecognized clinical entity. Am J Ophthalmol, 2009, 148: 779–789.

71. IOVIENO A, GORE D M, CARNT N, et al. Acanthamoeba sclerokeratitis: epidemiology, clinical features, and treatment outcomes. Ophthalmology, 2014, 121: 2340–2347.

72. MCCLELLAN K, HOWARD K, MAYHEW E, et al. Adaptive immune responses to Acanthamoeba cysts. Exp Eye Res, 2002, 75: 285–293.

73. KAMATH Y S, RATHINAM S R, KAWALI A. Ocular toxoplasmosis associated with scleritis. Indian J Ophthalmol, 2013, 61: 295–297.

74. SCHUMAN J S, WEINBERG R S, FERRY A P, et al. Toxoplasmic scleritis. Ophthalmology, 1988, 95: 1399–1403.

第 5 章

巩膜炎的诊断

引言

详细的病史询问和体格检查是评估巩膜炎患者病情的关键步骤。眼部疼痛是巩膜炎的标志性临床特征，通常在发病后数天至数周内加重。严重的疼痛会直接影响患者的日常生活。巩膜炎的疼痛特点为眼部剧痛、钝痛、刺痛，经常辐射到面部、耳朵和头皮，在夜间加重，患者常会被痛醒。有此特征的患者应高度怀疑巩膜炎。

其他重要的事项包括询问既往已知的全身性疾病史（如类风湿性关节炎），同时注意是否存在其他系统性疾病的症状，是否有危险行为史、药物使用史、眼科手术史、外伤史。

对于疑诊巩膜炎的患者，应进行彻底和完整的眼部检查。前巩膜炎患者的眼睛在自然光线下呈特征性的紫罗兰色，触痛明显（通常非常敏锐）。前巩膜可被炎症弥漫性累及（也称为角膜缘性巩膜炎），或表现为局部隆起，形成结节性前巩膜炎。前巩膜炎患者，临床检查的重点是确定眼表三个血管丛的关系和受累程度。巩膜炎患者浅层和深层巩膜血管丛均扩张，并且两种血管丛都有水肿和移位。巩膜水肿和深部血管丛向外移位是巩膜炎的主要特征。另一个需要着重检查的是确定是否存在毛细血管闭锁和无灌注区。如果存在这些体征，则患者可确诊早期坏死性前巩膜炎并且需要积极的全身治疗。通常坏死性巩膜炎患者在临床上均可见明显的巩膜坏死和变薄区域。

根据累及后巩膜的面积和位置不同，后巩膜炎可分为几种形式。大多数临床体征是由于巩膜炎症渗出累及相邻眼部结构。位置较前的后巩膜炎可以表现为睫状体脱离和旋转从而继发闭角型青光眼。广泛性后巩膜受累将导致渗出性脉络膜和视网膜脱离。局限性后巩膜受累可表现为视网膜下压痕、视神经炎、黄斑病变。一些患者可表现为典型的巩膜疼痛和视力下降而没有其他临床症状。最常见的是，后巩膜炎发生在临床症状明显的前巩膜炎患者中。对于视力下降、前房浅、高眼压和严重葡萄膜炎的患者，应怀疑后巩膜受累。

巩膜炎的常见原因包括感染（全身和局部）、血管炎（全身和局部）和恶性肿瘤。Watson 分类使用简便（表 5.1）。它有助于指导治疗和区分感染性和非感染性巩膜炎[24, 27]。所有巩膜炎患者都需要及时准确的诊断，系统性的评估和全面的治疗[2]。

表5.1　巩膜炎分类

类型	亚型
表层巩膜炎	弥漫型
	结节型
前巩膜炎	弥漫型
	结节型
	坏死型
	伴炎症反应
	无炎症反应（穿孔性巩膜软化症）
后巩膜炎	弥漫型
	结节型
	坏死型（组织病理学诊断）

表层巩膜炎

表层巩膜炎有时与巩膜炎难以区分。表层巩膜炎是一种轻度的不影响视力的眼部炎症，常为特发性。表层巩膜炎可能与系统性血管炎（如 SLE 和痛风）有关，并且通常与过敏性和特应性疾病有关。表层巩膜炎的患者通常会出现局部轻度眼痛和不适并反复、短暂发作。表层巩膜炎多表现为弥漫性，而非结节性，受累的眼睛发红，但无触痛。深层巩膜外血管丛位于正常位置，不参与炎症过程。结膜下组织水肿和肿胀，浅层巩膜外血管丛扩张。除了局限性周边部角膜基质炎外，通常不累及其他眼部结构。局部糖皮质激素过量治疗可能导致眼压升高[20]。

前巩膜炎

前巩膜炎是最常见的巩膜炎类型，大多数患者发展为非坏死性疾病[24]。约 50% 患者可能患有相关的全身性疾病，如类风湿性关节炎和抗中性粒细胞胞浆抗体相关性血管炎（AAV）。坏死性巩膜炎不常见，但对视力有很大的潜在威胁，多达 50% 坏死性前巩膜炎患者常并发严重的角膜病变及全身性疾病[9]。

穿孔性巩膜软化症是一种非常罕见的坏死性前巩膜炎，其特点是没有明显的临床炎症体征，表现为视物模糊，羊皮纸样白色区域的巩膜缺血是其特征性改变，出现无症状性巩膜溶解，可致大面积的巩膜缺损和葡萄肿。它仅见于晚期进展性血管炎性类风湿性关节炎的患者，由于类风湿性关节炎患者的早期积极治疗，现在极为罕见。

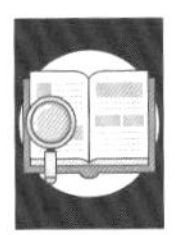

后巩膜炎

后巩膜炎是一种影响视力且经常被忽视的疾病。其临床特征可与其他疾病混淆，如眼部肿瘤、眼眶炎症或后葡萄膜炎。弥漫性和结节性后巩膜炎可能与前巩膜炎伴发或独立发病[9]。坏死性后巩膜炎在临床上直接诊断较为困难，主要依靠组织病理学诊断。在大多数情况下，后巩膜炎是炎症来源，并且28%患者存在相关的全身性疾病[18]。它可能表现为非特异性主诉，如眼痛和视力下降。

巩膜炎的病因

来自美国和英国的几项大型研究表明，5% ~ 10%患者有感染性巩膜炎（如梅毒、HSV、VZV）；约40%有风湿性疾病、系统性血管炎或全身性炎性疾病；其余50%没有显著的相关或基础疾病[1，14]（表5.2）。

此外，感染性和非感染性巩膜炎之间可以存在明显的潜在重叠。乙型肝炎和丙型肝炎病毒是一些巩膜炎患者的关键病原体，因为这些病毒可以诱发系统性血管炎综合征，如结节性多动脉炎和冷球蛋白血管炎，临床上也可表现为巩膜炎[3，16，19]。带状疱疹病毒除了直接引起眼部炎症外，还可诱发巩膜血管炎从而导致严重的前巩膜炎[10]。

表5.2 巩膜炎的病因

	系统性病变	局部病变
感染性	梅毒	细菌性 金黄色葡萄球菌 假单胞菌属 克雷白菌属 诺卡式菌属
	结核	病毒性 HSV VZV
	巴尔通体感染	真菌性
炎性及血管炎性	类风湿性关节炎	SINs
	ANCA相关性血管炎（AAV） GPA PAN 变应性肉芽肿性血管炎	
	复发性多软骨炎	
	系统性红斑狼疮（SLE）	
	血清阴性脊柱关节病 强直性脊柱炎 银屑病 反应性 炎症性肠病	
	结节病	
	痛风	
恶性肿瘤	淋巴瘤	
	眼表肿瘤	

非感染性巩膜炎

高达50%巩膜炎患者患有相关的全身性疾病。类风湿性关节炎、ANCA相关性血管炎、血清阴性关节炎、复发性多软骨炎和药物诱发的巩膜炎（常见继发于二磷酸盐治疗）是最常见的非感染性巩膜炎[7，20]。没有已知的人类白细胞抗原（human leukocyte antigen，HLA）与其相关。

三个大样本研究，每个包括超过150个该疾病的患者，显示25%～50%巩膜炎患者具有相关的系统性疾病。一半的患者有结节性、血清阳性的类风湿性关节炎[1，23]。

一项大型回顾性、非对照的临床队列研究[18]表明30%后巩膜炎患者有相关的系统疾病，包括系统性血管炎、自身免疫性疾病和淋巴瘤。他们得出结论，50岁以上的患者发生巩膜炎相关系统性疾病的风险增加，并且更容易出现明显的视力损伤[18，20]。

ANCA相关性血管炎综合征包括三种临床特征，肉芽肿性多血管炎（GPA）、显微镜下多血管炎（MPA）和 Churg-Strauss 综合征（CSS）[24]。这些病症的常见病理特征是小血管的坏死性炎症，经常累及肾、肺和眼[15]。

一些研究[12，17]提示自身抗体检测对特发性巩膜炎患者的临床重要性，这些患者在三级转诊中发现 ANCA 阳性，提示原发性系统性血管炎的潜在基础，这时在临床上常无明显表现。他们得出结论，ANCA 检测是评估巩膜炎患者有价值的筛查试验，ANCA 阳性提示预后较差。患有 ANCA 相关性巩膜炎的患者常视力受损更重且易合并角膜并发症，需要全身使用糖皮质激素和烷化剂（如环磷酰胺）进行更积极的治疗。Watkins 等人观察了 8562 例炎症性眼病患者的眼部表现，这些患者分布在美国各地的 5 家诊所[26]。研究人员报道，在诊断为 AAV 的患者中，巩膜炎是最常见的表现。

对未出现明显风湿性疾病临床变化的巩膜炎患者的随访表明，随访期间风湿性疾病的发病率高出一般人群约 50 倍，表明巩膜炎患者系统性风湿性疾病的风险增加[8]，需要定期行系统性临床评估。血清 ANCA 阳性的巩膜炎患者存在类似的全身性 AAV 高风险，即使临床上尚未出现明显的系统性血管炎征象[12]。

感染性巩膜炎

许多研究表明感染性巩膜炎存在不同的发病率和模式[13]。其病因在世界不同地区不尽相同。在许多国家，感染性巩膜炎最常发生在翼状胬肉手术后，偶尔也会发生在巩膜扣带术后。在这些患者中，铜绿假单胞菌和真菌是最常见的病原体，并且通常表现为多灶性结节和广泛的坏死性巩膜炎。其发作可能是翼状胬肉术后多年，同时使用 β - 射线照射或丝裂霉素 C 治疗的术眼风险增加[20]。虽然手术后的巩膜炎已经减少，但台湾的一项研究显示，57% 的感染性前巩膜炎患者曾接受过眼部手术，多为翼状胬肉切除术[11]。一项大型回顾性研究指出，在 349 例巩膜炎患者（细菌和真菌性）中，翼状胬肉手术是影响巩膜炎患病率、易感因素和结果的重要因素[5]。

在印度等发展中国家，真菌和细菌感染更常见。结核性巩膜炎在结核病流行地区也很常见，但可能难以准确诊断[21, 22]。始终将梅毒视为巩膜炎的潜在可能感染原因也很重要。

前房积脓在坏死性巩膜炎患者中并不常见（10.0%），但其存在是感染的强预测因子（*OR* 值，21.2；95%*CI*，2.9 ~ 157.5）。除了白内障和晶状体手术之外，基础炎症性疾病的发病率通常较低（0 ~ 12.5%），其中 SINS 的出现预示着 42.9% 病例存在系统性疾病[6]。

其他原因

在鉴别诊断中必须始终考虑其他类似的眼部炎症性疾病（如梅毒、结核、疱疹病、结节病和淋巴瘤）。此外，巩膜炎的可能原因还包括外伤和帕米膦酸二钠药物。Fluvirin 是一种灭活的流感疫苗，由纯化血凝素和神经氨酸酶表面抗原组成的水性悬液，也与后巩膜炎有关[20]。在特定患者中也可能需要考虑罕见的巩膜炎原因，如先天性红细胞生成性卟啉症、移植物抗宿主病、接种后诱发的硬化症和全身性自身炎症综合征。

实验室检查

表 5.3 突出显示了在巩膜炎患者中可能进行检查的范围。在大多数患者中，进行全血细胞计数、尿素、肌酸酐、电解质、类风湿因子、抗核抗体（ANA）和抗中性粒细胞胞浆抗体（ANCA）的评估非常重要。如前所述，ANCA 对于检查巩膜炎患者相关的系统性疾病至关重要。血压、体重、BMI、骨密度评估、肝功能、肾功能、梅毒血清学、乙型和丙型肝炎血清学、Mantoux 检测、IGRA TB 检测、空腹血糖、胆固醇和血脂谱检查对协助确定全身药物治疗、疗效监测，以及帮助寻找相关的系统性疾病非常重要。

表5.3 巩膜炎患者检查范围

项目	检查范围
涂片/活组织检查	细菌和真菌培养
	HSV和VZV PCR
	结核分枝杆菌
一般病理学检查	FBC
	UEC
	LFTs
感染-血清学检查	HBV
	HCV
	VZV
	HSV
	梅毒
	IGRA治疗结核病
血管标志物/自身抗体检查	ANA/ENA/DNA
	ANCA
	RA
	ESR/CRP
眼部影像学检查	B超/UBM
	黄斑OCT/视盘OCT/前节OCT
	眼眶及脑部MRI
系统性影像学检查	胸部X线平片
	胸腔CT

大多数RA和SLE相关巩膜炎患者在发生巩膜炎之前已被诊断出患有全身性疾病。这些患者在确诊患有巩膜炎时不需要进行大范围全身检查[1]。他们需要进行全面的临床评估，因为他们经常患有活动性系统性血管炎，这可能危及生命并且需要特定的全身治疗。

应根据病史和临床检查判定需要的眼部和全身影像学检查。B超扫描对于诊断后巩膜炎及相关巩膜和脉络膜增厚、巩膜结节、Tenon 囊中的液体、视盘肿胀、视神经鞘扩张和视网膜脱离等一系列变化非常有用。影像学检查在后巩膜炎的诊断和相关全身性疾病的评估中具有重要作用。超声检查被广泛使用，后巩膜炎的标志性改变是弥漫性或局限性的眼壁增厚[18]，此外还可出现 Tenon 囊液体积存、视神经鞘扩张、视网膜或脉络膜脱离。高分辨率眼眶 MRI 可用于检测与后巩膜炎相关的眼眶疾病和眼球壁增加的厚度，并且可以区分眼球壁的视网膜、脉络膜和巩膜层次[4]。

应进行胸部 X 线片检查以排除全身性疾病（如 GPA、RA）的肺部并发症，以及帮助诊断结核病和结节病。荧光素血管造影和 CT 成像等检查可能对某些特殊类型的巩膜炎患者有用，可帮助诊断[20]。

如果存在既往巩膜手术、巩膜坏死、眼部分泌物或角膜感染的区域，则应收集标本用于显微镜检查、培养和涂片。真菌培养可能较为困难。如果有临床提示时，则需要进行结核杆菌（TB）的特殊培养。PCR 对检测疱疹病毒感染非常敏感。

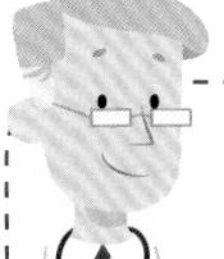

结论

最近，来自欧洲、美国和澳大利亚的大型三级转诊中心和社区诊所的几项研究表明，在巩膜炎患者中，巩膜炎类型及相关全身性疾病的比例发生变化。这些研究表明，弥漫性和结节性巩膜炎依然是最常见的前巩膜炎类型，穿孔性巩膜软化症变得罕见，并且在一些中心已经消失[25]。

虽然在巩膜炎的病因、系统性疾病相关巩膜炎及其治疗方面取得了很大进展，但巩膜炎的诊断主要基于详尽的病史采集和细致的眼科检查。重要的是要将感染列为可能的病因，并寻找全身性炎症的原因。这种诊疗思路将有助于得到正确的诊断，指导治疗，同时寻求巩膜炎的合适解决方案，将视力影响降至最小。

遵守道德要求

作者声明没有利益冲突。本文作者没有进行任何动物或人类研究。

（阮　方　译）

参考文献

1. AKPEK E K，THORNE J E，QAZI F A，et al. Evaluation of patients with scleritis for systemic disease. Ophthalmology，2004，111：501–506.
2. BERCHICCI L，MISEROCCHI E，DI NICOLA M，et al. Clinical features of patients with episcleritis and scleritis in an Italian tertiary care referral center. Eur J Ophthalmol，2014，24：293–298.
3. CHRISTIAN C L. Hepatitis B virus （HBV） and systemic vasculitis. Clin Exp Rheumatol，1991，9：1–2.
4. CORDERO-COMA M，GARCIA-MORAN A，YILMAZ T，et al. Adjunctive globe magnetic resonance imaging in the diagnosis of posterior scleritis. Can J Ophthalmol，2011，46：329–332.
5. CUNNINGHAM M A，ALEXANDER J K，MATOBA A Y，et al. Management and outcome of microbial anterior scleritis. Cornea，2011，30：1020–1023.
6. DOSHI R R，HAROCOPOS G J，SCHWAB I R，et al. The spectrum of postoperative scleral necrosis. Surv Ophthalmol，2013，58：620–633.

7. FRAUNFELDER F W, WINTHROP K, SUHLER E, et al. Postmarketing surveillance rates of uveitis and scleritis with bisphosphonates among a national veteran cohort. Retina, 2009, 29: 285–286.

8. GALOR A, THORNE J E, JABS D A. Rheumatic disease and scleritis. Ophthalmology, 2007, 114: 1232.

9. GONZALEZ-GONZALEZ L A, MOLINA-PRAT N, DOCTOR P, et al. Clinical features and presentation of infectious scleritis from herpes viruses a report of 35 cases. Ophthalmology, 2012, 119: 1460–1464.

10. GUNGOR I U, ARITURK N, BEDEN U, et al. Necrotizing scleritis due to varicella zoster infection: a case report. Ocul Immunol Inflamm, 2006, 14: 317–319.

11. HO Y F, YEH L K, TAN H Y, et al. Infectious scleritis in Taiwan-a 10-year review in a tertiary-care hospital. Cornea, 2014, 33: 838–843.

12. HOANG L T, LIM L L, VAILLANT B, et al. Antineutrophil cytoplasmic antibody-associated active scleritis. Arch Ophthalmol, 2008, 126: 651–655.

13. HODSON K, GALOR A, KARP C, et al. Epidemiology and visual outcomes in patients with infec- tious scleritis. Cornea, 2013, 32: 466–472.

14. JABS D A, MUDUN A, DUNN J P, et al. Episcleritis and scleritis: clinical features and treatment results. Am J Ophthalmol, 2000, 130: 469–476.

15. JENNETTE J C, FALK R J, GASIM A H. Pathogenesis of antineutrophil cytoplasmic autoantibody vasculitis. Curr Opin Nephrol Hypertens, 2011, 20: 263–270.

16. KALLENBERG C G，TADEMA H. Vasculitis and infections：contribution to the issue of autoimmunity reviews devoted to "autoimmunity and infection". Autoimmun Rev，2008，8：29–32.

17. LIN P，BHULLAR S S，TESSLER H H，et al. Immunologic markers as potential predictors of systemic autoimmune disease in patients with idiopathic scleritis. Am J Ophthalmol，2008，145：463–471.

18. MCCLUSKEY P J，WATSON P G，LIGHTMAN S，et al. Posterior scleritis：clinical features，systemic associations，and outcome in a large series of patients. Ophthalmology，1999，106：2380–2386.

19. NITYANAND S，HOLM G，LEFVERT A K. Immune complex mediated vasculitis in hepatitis B and C infections and the effect of antiviral therapy. Clin Immunol Immunopathol，1997，82：250–257.

20. OKHRAVI N，ODUFUWA B，MCCLUSKEY P，et al. Scleritis. Surv Ophthalmol，2005，50：351–363.

21. PRADHAN Z S，JACOB P. Infectious scleritis：clinical spectrum and management outcomes in India. Indian J Ophthalmol，2013，61：590–593.

22. RAMESH S，RAMAKRISHNAN R，BHARATHI M J，et al. Prevalence of bacterial pathogens causing ocular infections in South India. Indian J Pathol Microbiol，2010，53：281–286.

23. SMITH J R，MACKENSEN F，ROSENBAUM J T. Therapy Insight：Scleritis and its relationship to systemic autoimmune disease. Nat Clin Pract Rheumatol，2007，3：219–226.

24. WAKEFIELD D，DI GIROLAMO N，THURAU S，et al. Scleritis：Immunopathogenesis and molecular basis for therapy. Prog Retin Eye Res，2013，

35：44－62.

25. WAKEFIELD D，DI GIROLAMO N，THURAU S，et al. Scleritis：challenges in immunopathogenesis and treatment. Discov Med，2013，16：153–157.
26. WATKINS A S，KEMPEN J H，CHOI D，et al. Ocular disease in patients with ANCA-positive vasculitis. J Ocul Biol Dis Infor，2010，3：12–19.
27. WATSON P，ROMANO A. The impact of new methods of investigation and treatment on the under- standing of the pathology of scleral inflammation，Eye（Lond），2014，28：915–930.

第 6 章

巩膜炎的眼部并发症及治疗

引言

巩膜炎炎症反应剧烈、破坏性强，常累及并损伤邻近组织（如角膜、葡萄膜），同时小梁网、晶状体和眼眶也可发生病变（表6.1）[1]。视力下降是因为累及巩膜周围的重要组织而非巩膜炎本身引起的。在一项纳入500例巩膜炎的回顾研究中，15.8%的病例出现视力下降，其危3素包括坏死性巩膜炎、后巩膜炎、巩膜炎症程度2+以上（范围，0~4+）、前葡萄膜炎、眼压升高及以感染性为主的相关疾病[2]。为降低视力损伤风险，在巩膜炎患者初次就诊时即全面排查眼部并发症是至关重要的。

表6.1 巩膜炎的眼部并发症

眼部并发症
1. 角膜病
周边角膜变薄
分离转化角膜基质炎
分离转化边缘溃疡性角膜炎
2. 葡萄膜炎
3. 青光眼
分离转化闭角型青光眼
分离转化开角型青光眼
分离转化新生血管性青光眼
4. 白内障
5. 眼眶病变

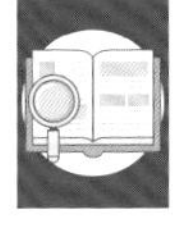

角膜病

角膜病变由巩膜炎扩散引起，常累及的区域是周边角膜。周边角膜受累可能先于巩膜炎。原发性巩膜炎的严重程度和类型不同，相关角膜病变的特点也存在差异，可根据周边角膜是否出现变薄、浸润或溃疡进行分类。一项纳入 500 例巩膜炎患者的回顾性研究中，周边性角膜炎占 12.8%，合并该病变最常见的是坏死性巩膜炎（40%）、弥漫性巩膜炎（12.5%）和结节性巩膜炎（8.5%）[2]。

（1）周边角膜变薄

周边角膜变薄是巩膜炎相关角膜病变中最轻的并发症。它与弥漫性前巩膜炎有关，长期有类风湿性关节炎的中老年患者常见（图 6.1）[1]，有时全身情况正常的年轻患者也会出现[1]。周边角膜变薄没有自觉症状，只在眼科检查中才会被发现。病变最初为周边角膜局部变灰、变薄，需数年才会扩展到全周角膜，一般情况下，角膜病变深度小于正常中央角膜厚度 1/3，累及范围不超过角膜缘内 2mm，不会造成视力损伤。角膜病变与巩膜炎部位并不一定在同一象限区域。在周边角膜变薄过程中，角膜上皮是正常的，但角膜血管化、脂质沉积、角膜混浊和变薄加重会最终引起角膜基质水肿。有时角膜深基质层变薄并向前隆起、角膜缘扩张，可加重散光、影响视力。疼痛一般是由巩膜炎而非周边角膜变薄引起的。变薄的角膜区域有时会膨出，外伤可引起该情况下角膜破裂，但自发性角膜穿孔较罕见。此病可见特征性毛细血管和静脉闭塞，荧光素和吲哚菁绿眼前段血管造影能够显示血管渗漏（和闭塞区）。经有效治疗，渗漏停止，但闭塞的血管无法再通而被新生血管取代。

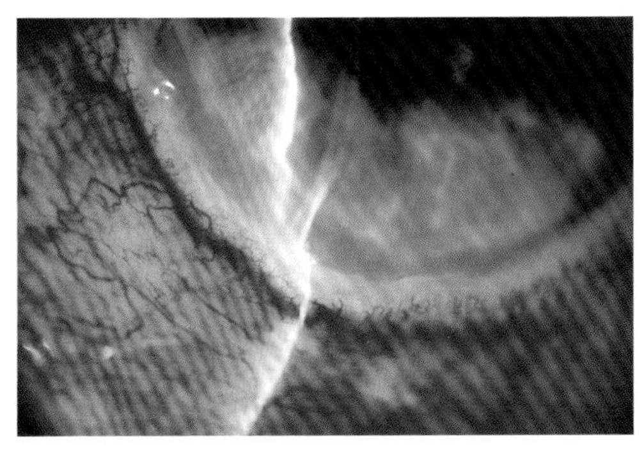

图 6.1 长期类风湿性关节炎患者出现弥漫性巩膜炎及周边角膜变薄

长期类风湿性关节炎的患者在没有巩膜炎的情况下也可能发生周边角膜变薄，表现为外侧 3mm 角膜均匀变薄、病变界限清晰伴少量血管化，无脂质沉积，样子看起来像戴着硬性角膜接触镜（“接触镜”角膜）。该词由 Lyne 于 1970 年提出，专用于描述与角膜缘毛细血管和静脉闭塞有关的周边角膜变薄[3]。角膜缘血管拱环被破坏，细小的新生血管长入变薄的角膜上皮下方。

巩膜炎相关周边角膜变薄的鉴别诊断包括 Terrien 角膜边缘变性（图 6.2）、透明边缘角膜变性及老年沟状变性（表 6.2）。这些都是双眼发病、进展缓慢、上皮完整、周边基质变薄的疾病，视力下降或中央角膜受累很少见。巩膜炎相关周边角膜变薄和 Terrien 角膜边缘变性，病变周边均可有脂质沉积和血管化。Terrien 角膜边缘变性通常在角膜上方、20% 伴非典型翼状胬肉，该病与巩膜炎无关[4]。某些过去认为的伴炎症反应的特殊 Terrien 角膜边缘变性可能是巩膜炎相关周边角膜变薄[5]。透明边缘角膜变性是一种只累及下方角膜且无脂质沉积、无血管化的非炎性病变[6]。老年沟状变性是老年环和角膜缘之间的周边角膜变薄，病变部位狭窄（宽≤ 0.5mm）且无血管化、无脂质沉积，也没有邻近的巩膜炎[7]。和巩膜炎相关的周边角膜变薄不同，Terrien 角膜边缘变性、透明边缘角膜变性、老年沟状变性与全身系统疾病无关。

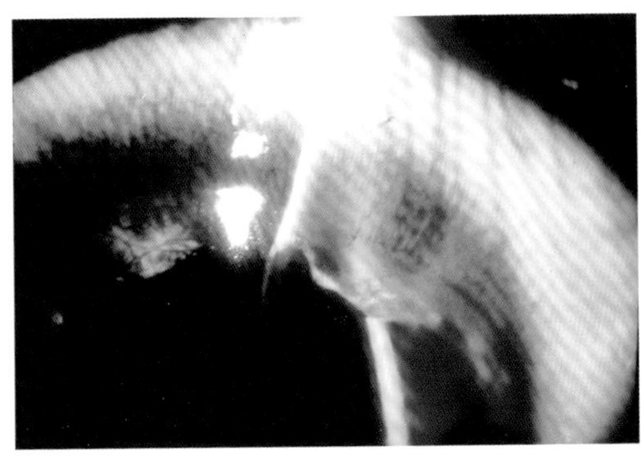

注意安静眼的改变，周边角膜上方变薄，脂质沉积在角膜变薄前缘的角膜基质中。

图6.2 Terrien角膜边缘变性

表6.2 周边角膜变薄合并巩膜炎的鉴别诊断

参数	周边角膜变薄巩膜炎	Terrien角膜边缘变性	透明边缘角膜变性	老年沟状变性
好发年龄	中老年	中青年	中青年	老年
好发性别	女性	男性	–	–
偏侧性	双侧	双侧	双侧	双侧
疼痛	–	–	–	–
视力损伤	+/–	+/–	+/–	–
上皮缺失	–	–	–	–
基质层变薄	+	+	+	+
进展	缓慢	缓慢	缓慢	缓慢

续表

参数	周边角膜变薄巩膜炎	**Terrien**角膜边缘变性	透明边缘角膜变性	老年沟状变性
位置	环形	上方	下方	环形
宽度（mm）	1 ~ 2	1 ~ 2	1 ~ 2	≤0.5
中央边缘	最终形成脂质沉积	灰-白线	隆起	老年环（脂质）
凹陷处脂质	最后进展	+	–	–（透明带）
凹陷处血管	最后进展	+	–	–
巩膜/结膜炎	+（轻度至中度）	+/–（偶发非典型翼状胬肉）	–	–
穿孔	+/–	+/–	+/–	–
相关疾病	全身性疾病（类风湿性关节炎）	–	–	–
治疗	巩膜炎的治疗	角膜接触镜	角膜接触镜	–
	角膜接触镜	整复性角膜成形术	整复性角膜成形术	
	整复性角膜成形术			
	结膜瓣			

（2）角膜基质炎

弥漫性、结节性或坏死性巩膜炎累及角膜引起的病变可为孤立（图 6.3）或多发（图 6.4，图 6.5）白色或灰色圆形中央基质混浊，通常位于周边，鲜少累及中央角膜。基质混浊通常与巩膜炎位于同一象限（图 6.6），弥漫性巩膜炎的角膜受累通常比结节性巩膜炎更广泛。沉积环在受感染区域的周围形成，类似于棘阿米巴感染的区域。沉积环和混浊之间的角膜几乎是透明的，可能伴有轻度前葡萄膜炎。角膜后沉积物（KP）可能出现在沉积环下方的角膜内皮细胞处（图 6.7）。在无角膜新生血管形成的情况下，可能会出现广泛的角膜水肿，并伴有后弹力层皱褶。上皮层和前弹力层保持完整。如不及时治疗巩膜炎，病变可能扩展至角膜中央，最终融合呈现大片角膜混浊及水肿，形成类似巩膜的外观（硬化性角膜炎）。血管可能累及浅基质层，但通常远落后于混浊进展的边缘。基质混浊处可见脂质沉积。角膜纤维的永久性病变看起来像糖结晶样沉积物（棉花糖）[1]。

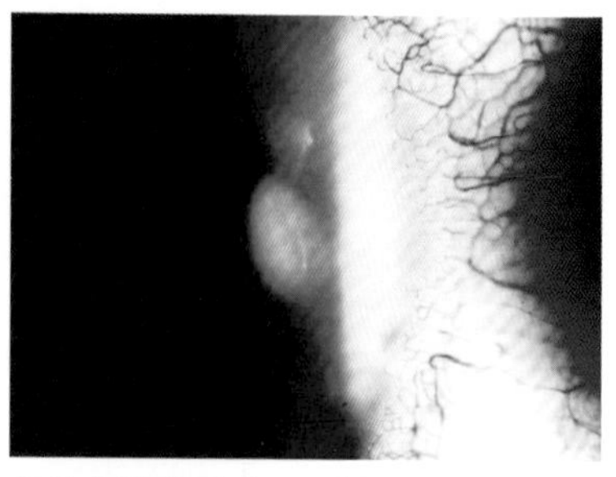

图6.3　急性角膜基质炎。一例类风湿性关节炎患者，孤立的灰色圆形角膜中央基质混浊，与弥漫性巩膜炎位于同一象限

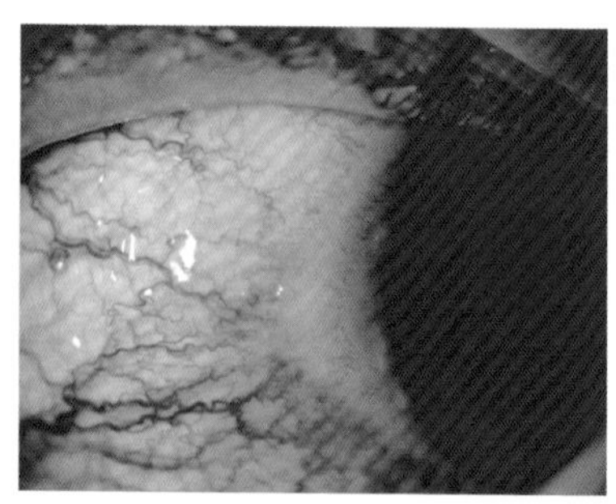

图6.4　急性角膜基质炎。一例肉芽肿性血管炎患者，可见多发的灰白色圆形角膜中央基质混浊，与弥漫性巩膜炎位于同一象限

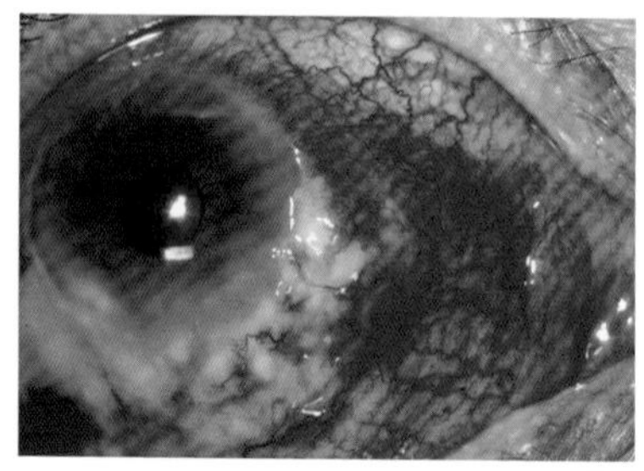

图6.5　急性角膜基质炎。肉芽肿性血管炎相关坏死性巩膜炎，可见多发的灰白色圆形角膜中央基质混浊

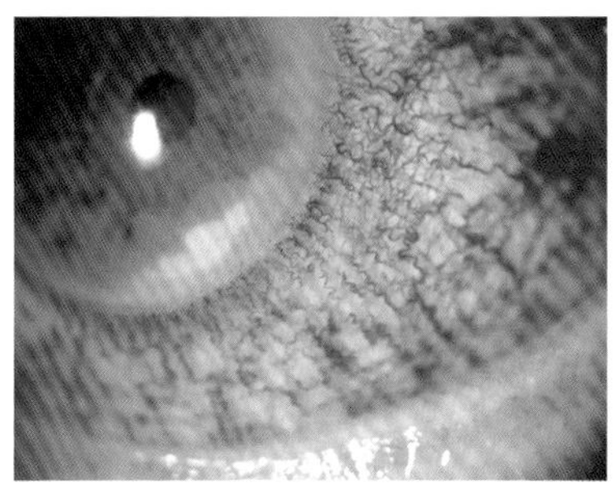

图6.6 急性角膜基质炎。一例系统性红斑狼疮患者，可见多发的灰白色圆形角膜中央基质混浊，合并同一象限的弥漫性巩膜炎

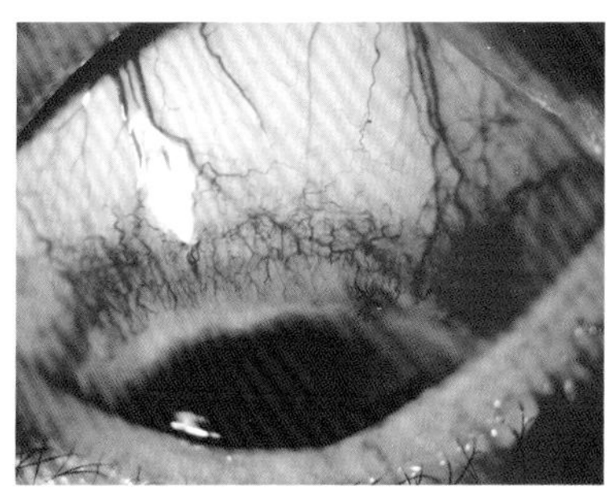

图6.7 急性角膜基质炎。一例显微镜下多血管炎合并弥漫性巩膜炎患者，可见多发的灰白色圆形角膜中央基质混浊，同时感染区域周围出现沉积环

慢性和反复发作的巩膜炎临近角膜出现结膜化，伴病变前缘新生血管形成、脂质沉积提示角膜缘干细胞衰竭（图 6.8）。

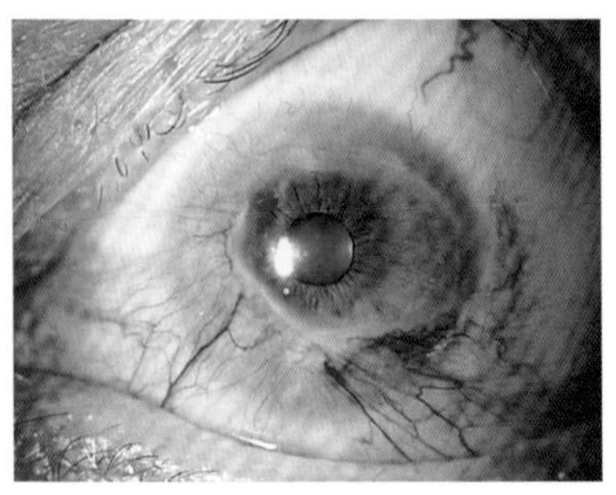

图6.8　在慢性和复发性巩膜炎中，角膜病变前缘形成新生血管伴脂质沉积是角膜结膜化的表现，提示角膜缘干细胞衰竭

早期有效的巩膜炎治疗可使角膜混浊完全消失。一般情况下只有部分角膜病变无法消退，若位于角膜中央，则需要角膜移植来恢复视力。

（3）边缘溃疡性角膜炎

边缘溃疡性角膜炎（Peripheral Ulcerative Keratitis，PUK）逐渐破坏周围角膜组织，使之变薄、极易穿孔，是巩膜炎最严重的角膜并发症。这种破坏过程通常与坏死性巩膜炎有关，开始时巩膜炎邻近角膜出现灰色、肿胀、浸润性病变，几天后可出现溶解、深层基质和（或）后弹力层暴露（图 6.9，图 6.10）。在溃疡的前缘可见基质黄白色血细胞浸润（图 6.11），沿溃疡两端环形进展，偶尔向中央进展引起视力丧失。有些病例也可能发生前葡萄膜炎。

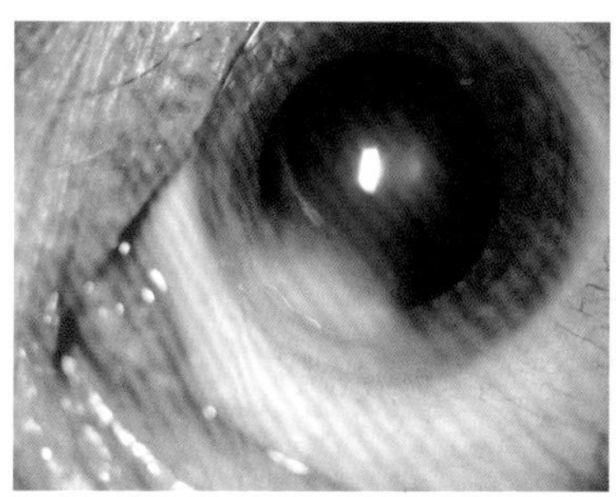

图6.9 一例类风湿性关节炎患者出现边缘溃疡性角膜炎。在邻近巩膜炎部位出现角膜灰白色水肿浸润样病变

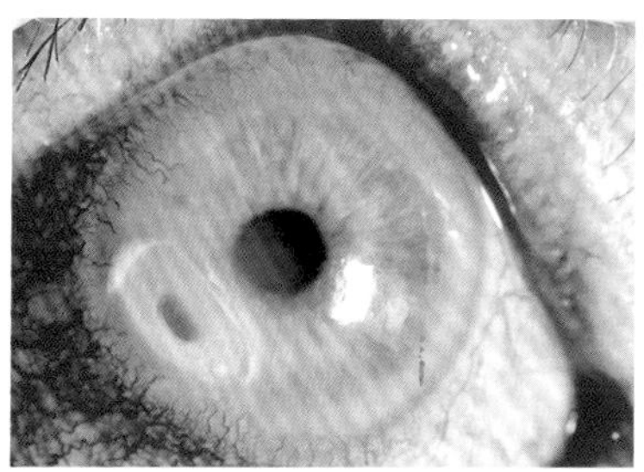

图6.10 边缘溃疡性角膜炎。角膜病变使深层基质和（或）后弹力层暴露

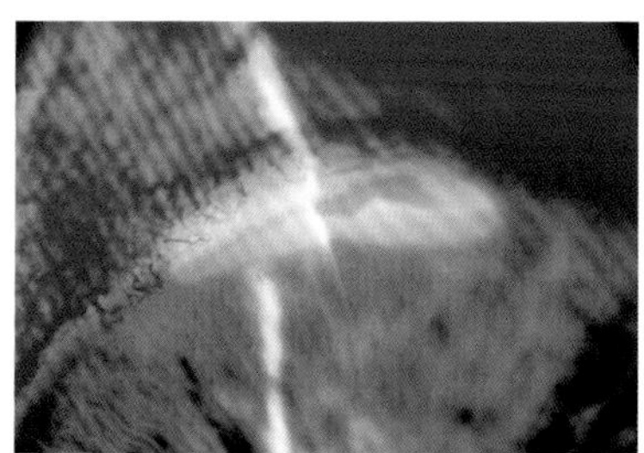

图6.11 边缘溃疡性角膜炎。在溃疡和正常角膜边缘可见基质层内黄白色血细胞浸润，病变进展最终呈环形

肉芽肿性血管炎（Wegener）、结节性多动脉炎和复发性多软骨炎的周边角膜破坏是由巩膜疾病直接蔓延到角膜缘和角膜造成的，角膜和巩膜病变相延续、跨越角膜缘（图 6.12），是这类疾病的典型特征。在其他疾病中，巩膜和角膜病变不延续、不跨角膜缘，巩膜和角膜病变之间总有正常组织（图 6.13）[8, 9]。炎性浸润通常从角膜缘内 2 mm 处开始，逐渐进展引起基质破坏。

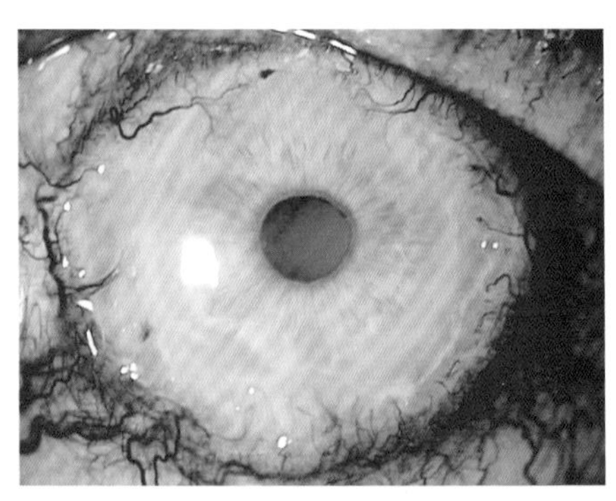

图6. 12　一例肉芽肿性炎伴多血管炎引起的边缘溃疡性角膜炎。巩膜疾病累及角膜缘与角膜并直接破坏周边角膜。由于病变侵犯角膜缘，角膜与巩膜改变是连续的

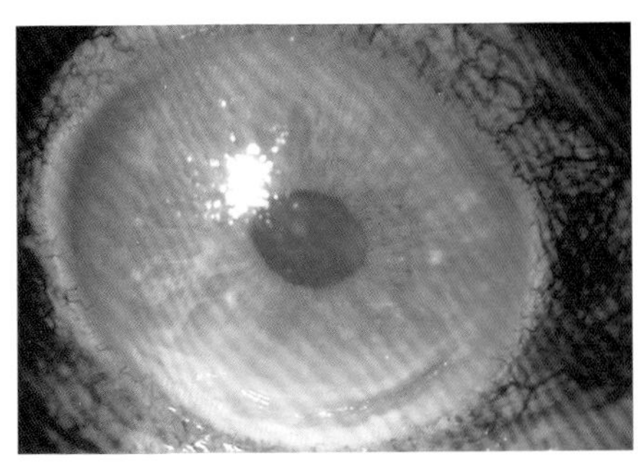

图6.13 一例类风湿性关节炎相关边缘溃疡性角膜炎。由于角膜和巩膜的病变不连续，病变无法跨越角膜缘，因此病变破坏的巩膜与角膜之间的角膜缘相对正常

若无有效治疗，PUK 极易出现自发性角膜穿孔。在一项纳入 500 例巩膜炎的回顾性研究中，7.4% 出现边缘溃疡性角膜炎，其中坏死性巩膜炎发生率最高（35%），其次是弥漫性巩膜炎（6.9%）和结节性巩膜炎（4.2%）[2]。另一项研究数据与此相近，边缘溃疡性角膜炎发生率为 6.2% [10]。边缘溃疡性角膜炎很大可能与隐匿的致命性系统性疾病相关，多数病例出现各种类型的巩膜坏死[11]。资料显示，边缘溃疡性角膜炎伴巩膜炎的炎症病变扩散可能引起眼球穿孔，同时这提示患者存在潜在致命性系统性疾病。

PUK 很难和 Mooren 溃疡鉴别，两者均表现为边缘溃疡、病变呈新月形且有时伴疼痛，为环形角膜溃疡、逐步向中央进展并形成浅层角膜血管翳，病变近中央一侧内层基质有灰白色浸润，但是 Mooren 溃疡不伴随邻近部位的巩膜炎及系统性疾病（图 6.14）。

临床上将 Mooren 溃疡分为三类：第一类单眼发病，好发于老年女性，疼痛剧烈且病变急进不可逆转；第二类双眼发病，青壮年好发，热带与亚热带地区常见，病情进展易引发穿孔；第三类双眼发病，好发于老年人，病情发展较缓慢（表 6.3）。

Mooren 溃疡致病因素较多，是周边角膜基质内的自身免疫反应过程，可由外伤、手术或钩虫感染诱发，且患者本身存在遗传或地理的易感性。在 Mooren 溃疡的患者中发现，HLA-DR17 阳性的钩虫肠道感染或者角膜创伤，都会造成钙调蛋白 C 的易感性增加[12，13]。

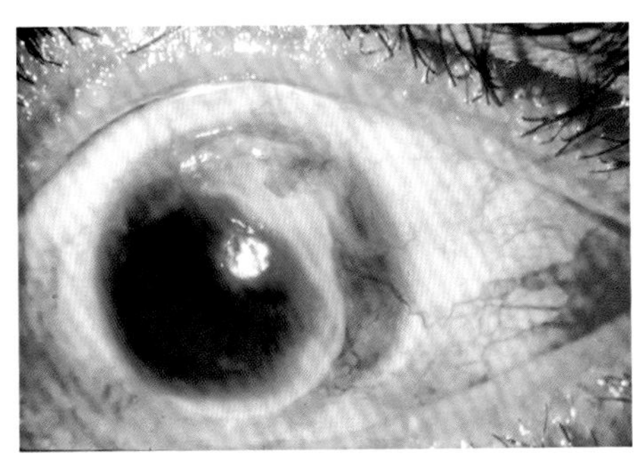

图6.14 一例Mooren溃疡。新月形的周边角膜溃疡伴有边缘基质黄白色浸润，可以沿圆周或向中央方向发展，仅残留下薄薄的血管化角膜

表6.3 边缘角膜溃疡的鉴别诊断

参数	边缘性溃疡性角膜炎合并巩膜炎	单侧Mooren溃疡	双侧进行性Mooren溃疡	双侧无痛性Mooren溃疡
好发年龄	中老年人	老年人	年轻人	中年人或老年人
性别差异	女性	女性	男性	男性，女性
人种	白种人	白种人	非洲人、印度人、阿拉伯人、中国人	印度人
是否单侧发病	单侧或双侧发病	单侧	双侧	双侧
眼痛	+	+（严重）	+	不适
上皮缺损	+	+	+	+
基质层变薄	+	+	+	+
进展	急进性	急进性	急进性	缓慢进展

续表

参数	边缘性溃疡性角膜炎合并巩膜炎	单侧Mooren溃疡	双侧进行性Mooren溃疡	双侧无痛性Mooren溃疡
部位	环形	环形	环形	环形
穿孔	+	罕见	+	–
巩膜炎	+	从不	从不	从不
相关疾病	系统性疾病	–	–	–

葡萄膜炎

葡萄膜炎也可由巩膜炎蔓延而来。Fraunfelder 和 Watson[14] 发现 30 例组织学确诊的原发性巩膜炎中，68% 伴葡萄膜炎，巩膜炎伴葡萄膜炎和青光眼是眼球摘除的最常见原因。Wilhelmus 等[15] 研究了 100 例组织学诊断原发性巩膜炎的眼球，63% 伴随前葡萄膜炎。这些研究表明，巩膜炎伴葡萄膜炎特别是又出现青光眼时，预后较差。巩膜炎相关的葡萄膜炎，以前葡萄膜炎为主，病情轻重不一，一般在巩膜炎后期出现（图 6.15，图 6.16）[15，16]。一项研究回顾了 500 例巩膜炎，26.4% 出现前葡萄膜炎，坏死性巩膜炎并发前葡萄膜炎最多（45%），其次为弥漫性巩膜炎（28%）和结节性巩膜炎（14.1%）[2]。巩膜炎相关葡萄膜炎患者常合并边缘溃疡性角膜炎和青光眼，这说明巩膜炎蔓延至前葡萄膜可引起严重眼部并发症，持续进展可致视力丧失[16]。巩膜炎伴随前葡萄膜炎时预后较差。巩膜炎患者复诊时每次均需检查前葡萄膜，以便及早发现这类严重影响预后的并发症并给予恰当的全身及局部治疗。

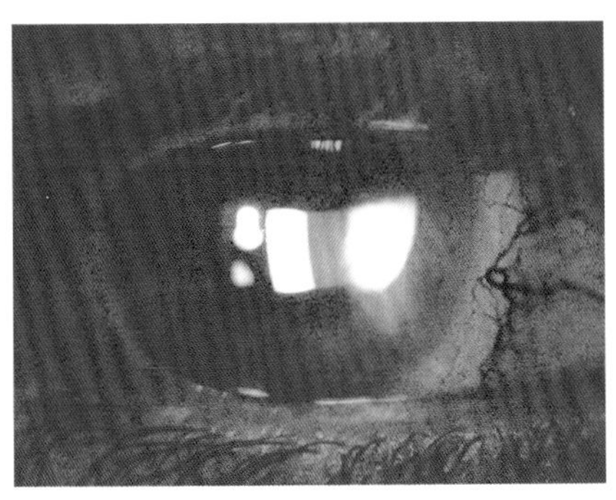

图6.15　一例巩膜葡萄膜炎。巩膜炎引起的前葡萄膜炎伴前房浮游细胞（+）

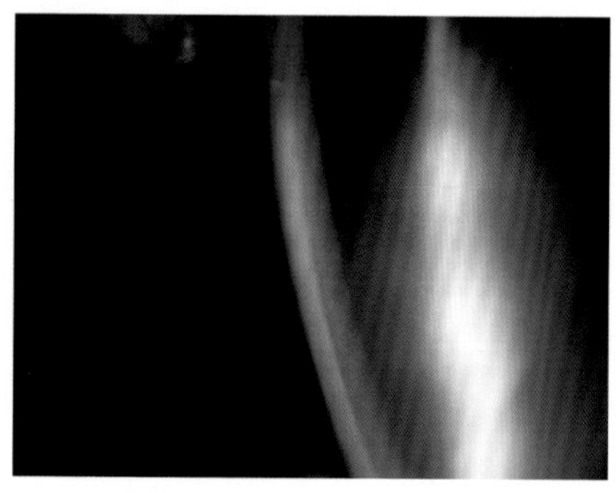

图6.16　一例巩膜葡萄膜炎。巩膜炎引起的前葡萄膜炎伴非肉芽肿性细小角膜后沉着物（+）

青光眼

巩膜水肿伴葡萄膜炎时引起眼压升高。Fraunfelder 和 Watson[14] 发现 30 个行眼球摘除、组织学诊断原发性巩膜炎的病例中，46% 有青光眼，伴随青光眼和葡萄膜炎是巩膜炎行眼球摘除的最常见原因。Wilhelmus 等 [17] 在另一个研究中发现，92 个组织学诊断原发性巩膜炎行眼球摘除的病例中，49% 有青光眼。虹膜睫状体炎引起的小梁网损伤、累及角膜巩膜的炎症反应，以及周边前房粘连是引起眼内压升高的主要原因。渗出物进入睫状体和睫状肌将影响房水引流途径和葡萄膜巩膜通道。数据表明，巩膜炎伴发青光眼，尤其和葡萄膜炎相关的青光眼是预后不佳的标志[14]。目前文献报道的巩膜炎患者青光眼发生率在12%～22%[1，17，18]。一个纳入500例患者的回顾性研究中，眼压升高的患者占14%[2]。

常用的降眼压眼药水治疗此类高眼压效果不佳，降眼压治疗十分棘手，医生有时会忽略巩膜病变。然而该眼压升高正是由巩膜炎引起，只有控制巩膜炎，眼压才能恢复正常水平。巩膜炎经恰当治疗得到控制后，眼压自然会降至正常，此时并不需额外使用局部降眼压药。

巩膜炎伴随眼压升高，提示炎症蔓延至眼内，往往会出现一系列可能最终导致视力丧失的并发症。巩膜炎患者复诊时需监测眼压，以便及早发现青光眼这一严重影响预后的并发症并给予恰当干预。

闭角型青光眼、开角型青光眼和新生血管性青光眼是其可能的病理机制。

（1）闭角型青光眼

巩膜炎可引起原发性闭角型青光眼急性发作，浅前房患者风险尤其高。房角水肿、轻度瞳孔散大可促使房角关闭。前葡萄膜炎长期反复发作，引起虹膜前粘连、虹膜晶状体粘连或睫状体水肿病变，是继发性闭角型青光眼的主要原因[17]。后巩膜炎患者若出现脉络膜睫状体大量渗出，可引起晶体虹膜隔前移、前房变浅及房角关闭，从而继发闭角型青光眼[19]。闭角型青光眼可能是后巩膜炎的表现[20]。

（2）开角型青光眼

巩膜炎可进一步损伤房角结构，引起房水流出系统异常，进而出现原发性开角型青光眼，伴随或不伴随葡萄膜炎。此类患者特点为房角正常、视盘凹陷并出现青光眼性视野缺损。临床和组织学检查均提示小梁网及其周围组织严重水肿及浸润。

在前葡萄膜炎和巩膜炎中，大量炎症细胞阻塞小梁网从而继发开角型青光眼，可在房角镜下看见炎性碎片。

激素性开角型青光眼常出现在应用局部

糖皮质激素、Tenon 囊下注射或较罕见的全身激素治疗的巩膜炎患者。对糖皮质激素的敏感程度由先天因素决定。经激素治疗后 2 周内、数月后甚至数年都有可能出现眼压升高。地塞米松和泼尼松对眼压的影响大，能在短时间内引起较大幅眼压升高，氟米龙等相对温和。糖皮质激素的作用可能需要数周的时间才能消退，这时可能需要重新控制青光眼的眼压。

（3）新生血管性青光眼

临床研究报道，伴有巩膜炎而摘除的眼球其房角可见新生血管形成[17]。视网膜长期缺氧的病变，如视网膜中央静脉或中央动脉阻塞，可形成覆盖小梁网的纤维血管膜，从而导致房角完全关闭。

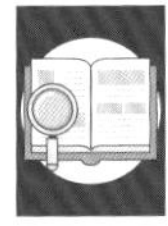

白内障

巩膜炎较重而表现出长期前葡萄膜炎的患者，特别是坏死性巩膜炎，可诱发后囊下白内障。长期全身或局部应用激素治疗也可引起白内障，巩膜炎患者发生后囊下白内障（36%）风险高于无巩膜炎的患者（11%）[18]。尽管巩膜炎不伴葡萄膜炎的白内障摘除手术并不复杂，但必须在巩膜炎完全控制后方可手术。最好采用透明角膜切口摘除白内障。术后需加大激素使用以防止巩膜炎复发。

眼眶病变

眼眶组织炎症也可由巩膜炎扩散而来，主要为后巩膜炎。病变会被局限于眼外肌及其筋膜鞘内，或者病变累及眼眶薄壁组织形成假瘤。巩膜角膜炎累及眼眶在肉芽肿炎伴多血管炎时多见，这是局部缺血性血管炎和肉芽肿性软组织炎作用的结果[21，22]。

肌炎通常伴随巩膜炎，以后巩膜炎为主。Boonman 等通过常规 B 超检查发现，肌炎在所有巩膜炎患者中的发生率是 14.5%，后巩膜炎患者中肌炎发生率为 30.5%[23]。肌肉及其肌鞘水肿并不会引起视力下降，但在某些严重后巩膜炎病例中，肉芽肿性反应累及肌鞘，从而限制眼球运动。巩膜炎患者若同时出现肌炎，说明炎症病变广泛且高危，常伴随其他眼部并发症[23]。出现肌炎的患者疼痛更明显。若无有效治疗，瘢痕形成则会出现复视或眼睑退缩。

遵守道德要求

作者声明没有利益冲突。本文作者没有进行任何动物或人类研究。

（胡晓丹　邱　媛　译）

参考文献

1. WATSON P G，HAYREH S S. Scleritis and episcleritis. Br J Ophthalmol，1976，60：163–191.
2. SAINZ DE LA MAZA M，MOLINA N，GONZALEZ-GONZALEZ L A，et al. Clinical characteristics of a large cohort of patients with scleritis and episcleritis. Ophthalmology，2012，119：43–50.
3. LYNE A J. “Contact lens” cornea in rheumatoid arthritis. Br J Ophthalmol，1970，54：410–415.
4. GOLDMAN K N，KAUFMAN H E. Atypical pterygium：a clinical feature of Terrien’s marginal degeneration. Arch Ophthalmol，1978，96：1027–1029.
5. AUSTIN P，BROWN S I. Inflammatory Terrien’s marginal corneal disease. Am J Ophthalmol，1981，

92：189–192.

6. KRACHMER J H. Pellucid marginal corneal degeneration. Arch Ophthalmol，1978，96：1217–1221.
7. FRIEDLANDER M H，SMOLIN G. Corneal degenerations. Ann Ophthalmol，1979，11：1485–1495.
8. WATSON P，ROMANO A. The impact of new methods of investigation and treatment on the under- standing of the pathology of scleral inflammation. Eye，2014，28：915–930.
9. AKPEK E K，DEMETRIADES A，GOTTSCH J D. Peripheral ulcerative keratitis after corneal cataract extraction. J Cataract Refract Surg，2000，9：1424–1427.
10. AKPEK E K，THORNE J E，QAZI F A，et al. Evaluation of patients with scleritis for systemic disease. Ophthalmology，2004，111：501–506.
11. SAINZ DE LA MAZA M，FOSTER C S，JABBUR N S，et al，Baltatzis S. Ocular characteristics and disease associations in scleritis-associated peripheral keratopathy. Arch Ophthalmol，2002，120：15–19.
12. ZELEFSKY J R，SRINIVASAN M，KUNDU A，et al. Hookworm infestation as a risk factor for Mooren's ulcer in South India. Ophthalmology，2007，114：450–453.
13. ZELEFSKY J R，TAYLOR C J，SRINIVASAN M，et al. HLA-DR17 and Mooren's ulcer in South India. Br J Ophthalmol，2008，92：179–181.
14. FRAUNFELDER F T，WATSON P G. Evaluation of eyes enucleated for scleritis. Br J Ophthalmol，1976，60：227–230.
15. WILHELMUS K R，WATSON P G，VASAVADA A R. Uveitis associated with scleritis. Trans Ophthalmol

Soc U K，1981，101：351–356.

16. SAINZ DE LA MAZA M，FOSTER C S，JABBUR N S. Scleritis-associated uveitis. Ophthalmology，1997，104：58–63.
17. WILHELMUS K R，GRIERSON I，WATSON P G. Histopathologic and clinical associations of scleritis and glaucoma. Am J Ophthalmol，1981，91：697–705.
18. MCGAVIN D D，WILLIAMSON J，FORRESTER J V，et al. Episcleritis and scleritis：a study of their clinical manifestations and association with rheumatoid arthritis. Br J Ophthalmol，1976，60：192–226.
19. QUINLAN M P，HITCHINGS R A. Angle-closure glaucoma secondary to posterior scleritis. Br J Ophthalmol，1978，62：330–335.
20. JAIN S S，RAO P，KOTHARI K，et al. Posterior scleritis presenting as unilateral secondary angle-closure glaucoma. Indian J Ophthalmol，2004，52：241–244.
21. CHUA J，LIM L. Systemic Wegener's granulomatosis with severe orbito-ocular involvement. Singap Med J，2008，49：259–262.
22. WATKINS A S，KEMPEN J H，CHOI D，et al. Ocular disease in patients with ANCA-positive vasculitis. J Ocul Biol Dis Infor，2009，3：12–19.
23. BOONMAN Z F，DE KELZER R J，GRANIEWSKI-WIJNANDS H S，et al. Orbital myositis in scleritis. Br J Ophthalmol，2003，87：38–42.

第 7 章

非甾体类抗炎药治疗

引言

前面的章节已阐明巩膜炎是一种复杂的、破坏性的眼部炎症性疾病，可不断进展甚至威胁视力，经常作为系统性自身免疫性疾病的首发症状。临床眼科医生需要高度重视巩膜炎的诊断和治疗。由于病因的多样性，患者可表现出多种临床特征；可累及各年龄、性别和种族的人群。与其他类型眼部炎症的诊疗方案一样，巩膜炎患者的个体化治疗需要基于临床治疗反应和效果、疾病严重程度，以及患者的总体体验（包括不良事件和生活方式选择）来确定。各种类型的眼部炎症（包括巩膜炎）的治疗目标一致，实现持久缓解的同时不需要任何形式的糖皮质激素类药物治疗。这也是笔者认为的，巩膜炎患者达到永久性无病状态的唯一可能途径。

本章的目的是介绍并综述非甾体类抗炎药（NSAIDs）在巩膜炎治疗中的作用。本章总结了关键临床数据并提供治疗指南。作为一线治疗，了解NSAIDs在巩膜炎治疗中的使用对于所有眼科医生、全科医生和专家都是非常有必要的。

作用机制

NSAIDs是全球最常用的药物之一。据报道，1/7的美国人每年接受处方口服NSAIDs治疗，还有很多人使用非处方用药[1]。阿司匹林最初被称为“神药”，其相关化合物已经建立了全面的疗效报告，用于改善疼痛、发热和炎症[1]。同时几十年的研究确定了NSAIDs治疗的相对安全性，使其成为一个有吸引力的选择，尤其是在考虑作为每日的全身用药治疗方案时。在眼科，NSAIDs局部给药可以增强瞳孔散大的能力、治疗和预防黄斑囊样水肿、减少术后炎症、疼痛和畏光[1]。NSAIDs在眼科的其他应用包括治疗糖尿病性黄斑水肿、眼部恶性肿瘤、年龄相关性黄斑变性和眼部炎症性疾病（包括巩膜炎）[1]。

NSAIDs 主要通过有效抑制环氧化酶来阻断前列腺素的形成，环氧化酶是一组催化花生四烯酸转化为类花生酸的酶。花生四烯酸是炎症通路的重要环节，是前列腺素和血栓素的生物合成前体。前列腺素可引起血管扩张、白细胞黏附和迁移，以及血 - 眼屏障的破坏。前列腺素也可在其他细胞因子和炎症介质（包括血管内皮细胞生长因子）的信号放大中起作用[1]。在治疗巩膜炎的过程中，NSAIDs 可以起到全身和（或）局部的炎症抑制作用，从而缓解疾病的症状。

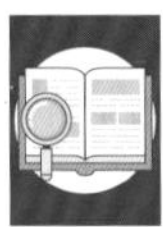

药代动力学和药效学

在美国，NSAIDs 有各种形式和各种制剂。NSAIDs 共有六类：水杨酸盐、吲哚乙酸衍生物、芳基乙酸衍生物、芳基丙酸衍生物、烯醇酸衍生物和芬那酸（表 7.1）[1]。局部制剂主要属于水溶性类药物[1]。

所有形式的 NSAIDs 都可在胃肠道中被

充分吸收[1]，通过肝脏代谢，摄入后1～3小时达到血清峰值水平[1]。NSAIDs在血浆中具有高度蛋白质结合性，因此其生理分布反映了血浆的分布[1]。在眼局部使用NSAIDs的情况下，通过鼻泪管的少量全身吸收也将遵循这些参数[1]。

表7.1 美国销售的NSAIDs制剂[1]

通用名	品牌名称	给药途径
甲酸		
乙酰水杨酸（阿司匹林）	Bayer、Ecotrin、St. Joseph、Bufferin、Anacin、Excedrin（其他）	口服、栓剂
胆碱镁三水杨酸	Trilisate、Tricosal	口服
双水杨酯	Amigesic、Disalcid、Salflex	口服
双氟尼醛	Dolobid	口服
乙酸		
双氯芬酸	Cataflam、Flector、Solaraze、Voltaren	口服、眼部、局部皮肤
依托度酸	Lodine	口服
吲哚美辛	Indocin、Indocin SR	口服、栓剂、静脉
酮咯酸	Toradol、Acular、Acular LS	口服、眼部、局部皮肤、静脉、肌内

续表

通用名	品牌名称	给药途径
萘丁美酮	RELAFEN	口服
舒林酸	CLINORIL	口服
托美丁	Tolectin、Tolectin DS	口服
溴芬	Prolensa	眼部
奈帕芬	Nevanac	眼部
丙酸		
氟比洛芬	Ansaid、Ocufen	口服、眼部
酮洛芬	Actron、Orudis KT、Oruvail	口服
布洛芬	Advil、NeoProfen、Cap-Profen、ElixSure、Motrin、Nuprin（其他）	口服、静脉
萘普生	Aleve、Anaprox、Anaprox DS	口服
非诺洛芬	Nalfon	口服
奥沙普嗪	Daypro	口服
烯醇酸衍生物		
吡罗昔康	Feldene	口服
美洛昔康	Mobic	口服
芬那酸	Meclodium、Meclomen	口服
甲芬那酸	Ponstel	口服
COX-2特异性	NSAIDs	
塞来昔布	Celebrex	口服

如前所述，NSAIDs通过抑制环氧化酶，防止内源性前列腺素的异常过量产生起作用。前列腺素的作用在于调节虹膜平滑肌，引起瞳孔缩小，促进血管舒张、刺激疼痛、调节眼内压，以及其他与巩膜炎症相关的反应[1]。有理论认为，特异性NSAIDs变体可抑制三种环氧化酶基团（COX-1、COX-2、COX-3）中的一种；然而，这种选择性抑制对于眼部炎症的临床重要性尚未得到阐明[1]。此外，脂质氧化酶是白三烯的重要前体，不受NSAIDs治疗的影响（可以解释糖皮质激素治疗效果更佳的原因，因为其可同时抑制环氧化酶和脂质氧化酶）[1]。

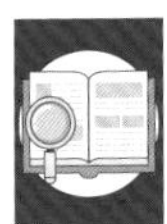

疗效

（1）全身治疗

迄今为止，有一项前瞻性研究评估了NSAIDs治疗巩膜炎（特别是弥漫性前巩膜炎）的作用[2]。在这项研究中，24例患者接受塞来昔布治疗，根据疾病严重程度每天给药 200 ~ 800mg，并根据疼痛的主观缓解和眼红的缓解程度评估治疗结果是否成功；治疗成功后药物逐渐减量[2]。研究人员发现塞来昔布治疗的 24 例患者中有 22 例治疗成功[2]。有 2 例患者被认为是治疗无反应者，但他们的临床疾病状态从弥漫性前巩膜炎转为弥漫性结节性巩膜炎[2]。3 例患者疾病复发，2 例患者报告无法忍受的过敏性荨麻疹。实验结果没有报告胃肠道不适症状，药物耐受性良好[2]。

有许多回顾性研究也证明了上述发现，但成功率因患者人群、临床环境和巩膜炎的不同而异[3，4]。

（2）局部治疗

目前，尚无眼局部 NSAIDs 治疗巩膜炎疗效的研究报道，通常认为眼局部治疗是无效的[1]。NSAIDs 眼部使用已获得 FDA 批准用于预防白内障手术和（或）角膜屈光手术后的眼痛和炎症。某些类型也被批准用于过敏性结膜炎患者的治疗。但是，需要更多的研究来评估局部 NSAIDs 在巩膜炎患者中的应用效果。

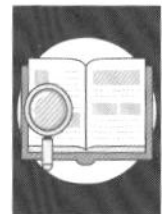

安全性

NSAIDs 治疗通常具有良好的耐受性。胃肠道反应是全身 NSAIDs 治疗最常见的不良反应，从轻度恶心、呕吐、腹泻到胃溃疡和出血[1]。NSAIDs 治疗的常见不良反应包括胃部不适，可以通过同时使用 H2 阻滞剂或质子泵抑制剂来缓解[4, 5]。中枢神经作用，如头晕、嗜睡、抑郁、疲劳和焦虑，可能会导致治疗终止[1]。据报道，全身性 NSAIDs 治疗也可出现头痛和口腔溃疡，但并不常见，且大多数患者为一过性的，并且可以耐受[4]。另外，这些不良反应存在剂量依赖性，大多数情况下可通过给予较低剂量的药物或使用肠溶包衣制剂减轻症状。

新近的研究表明，长期大剂量 NSAIDs 治疗可导致某些患者突发性心脏病、脑卒中、心力衰竭和心血管疾病死亡的风险增加；此类药物已从市场中撤出，因为其风险超过了药物的益处。医生应该意识到这种风险，并在巩膜炎患者服用这些药物时将既往史和家族史纳入考量。

某些类型的全身性 NSAIDs 治疗具有显著的不良后果的风险，包括再生障碍性贫血。临床中可以使用较温和的同类药物替代而不影响其疗效[4]。据报道，NSAIDs 与其他药物联用会增加某些不良反应（如癫痫发作）的风险（表 7.2）。

全身应用 NSAIDs 的绝对禁忌证包括已知对 NSAIDs 产品过敏、肠道易激综合征，以及有临床症状的胃肠道病史（如消化性溃疡、胃出血）和哮喘患者。其他禁忌证（如心血管疾病）患者，包括控制不佳的高血压、冠状动脉疾病、心肌梗死、短暂性脑缺血发作和脑卒中、接受心脏搭桥手术的患者，肾脏疾病患者，怀孕中期（第三阶段）的女性。

在 NSAIDs 和亚硫酸盐敏感的患者、伤口延迟愈合和（或）出血时间延长的患者、现有角膜病变的患者和配戴隐形眼镜的患者中，NSAIDs 眼表用药应谨慎。眼表使用 NSAIDs 最常见的不良反应，如前房炎症、异物感、眼痛、畏光和视物模糊。

表7.2 NSAIDs治疗的不良反应[1]

系统	药物不良反应
消化系统	恶心、厌食、呕吐、消化不良、腹泻、便秘、消化性溃疡和出血
神经系统	头痛、嗜睡、头晕、抑郁、疲劳、焦虑、精神错乱、失眠、精神病发作
心血管系统	心肌梗死、脑卒中
肾脏	急性肾功能衰竭、水钠潴留、高血压、高钾血症、乳头坏死和间质性肾炎、肾病综合征、急性肾小管坏死、肾功能损伤
血液系统	再生障碍性贫血、红细胞再生障碍、溶血性贫血、血小板减少、出血时间延长
肝脏	肝功能检查异常、Reye综合征、肝炎
皮肤系统	大疱性破裂、良性麻疹、光敏性皮炎、固定药疹、荨麻疹、脓疱性银屑病、剥脱性皮炎、多形性红斑（包括Steven-Johnson综合征）
代谢性疾病	液体潴留、水肿、体重增加
免疫系统	皮疹、支气管痉挛、过敏反应

其他重要考虑因素

巩膜炎患者治疗过程的首要考虑是威胁视力的并发症，全身性疾病的特殊治疗，以及清除感染或伪装综合征[6]。关于后两点，对这些患者进行全面临床检查的重要性不容小觑。治疗的必要性、紧迫性和安全性取决于这三点，这对于治疗成功和预防眼部和药物相关并发症至关重要[6，7]。次要考虑是缓解症状和维持患者的生活质量，患者可能会因为炎症复发而导致病情加重[7]。

疾病分类很重要。巩膜炎和表层巩膜炎的鉴别诊断对于治疗能否成功是至关重要的。表层巩膜炎通常是良性、自限性、表浅的疾病，局部 NSAIDs 治疗在大多数情况下是恰当且有效的[1，4]，而巩膜炎则不同，局部 NSAIDs 治疗无效[6]。巩膜炎的特征在于表层巩膜和巩膜组织均有水肿，并且在表面和深部的巩膜血管均有充血[4]。疼痛和触痛是巩膜炎的典型症状，但表层巩膜炎无明显疼痛和触痛。由 Watson 和 Hayreh 提出的基于部位（前部、坏死性和后部）的巩膜炎分类对于指导治疗具有重要意义[8]。前巩膜炎可进一步分为弥漫性、结节性或坏死性[8]。多个研究表明，与坏死性及后巩膜炎患者相比，结节性前巩膜炎和弥漫性前巩膜炎患者更有可能对 NSAIDs 治疗有反应[4，9]。

除了巩膜炎的解剖学分类外，研究人员还发现了其他可以预测NSAIDs治疗有效的因素。单眼患病的年轻患者更容易通过NSAIDs治疗获得缓解[3, 8, 9]。其他因素包括没有眼部并发症、随访时间短、就诊及时，以及没有相关的全身性疾病[9]。该研究中，NSAIDs是单侧巩膜炎和结节性前巩膜炎治疗效果最好。据报道，该类患者接受NSAIDs治疗的成功率是其他患者的两倍（表7.3）[9]。当合并某些疾病特征时，NSAIDs成功治疗的*OR*值可高达未接受NSAIDs治疗患者的3.21倍。弥漫性或结节性巩膜炎患者，无任何相关的全身性疾病时，无论是否有眼部并发症，NSAIDs治疗均有效[9]。

表7.3 影响巩膜炎患者NSAIDs治疗效果的因素[9]

相关因素	*OR*	95% *CI*	*P*
年龄（>54岁 *vs* ≤54岁）	0.64	0.42 ~ 0.97	0.037
性别（女性 *vs* 男性）	1.57	0.98 ~ 2.50	0.059
单侧 *vs* 双侧	2.13	1.39 ~ 3.27	0.001

续表

相关因素	*OR*	95% *CI*	*P*
巩膜炎类型			
弥漫性（是/否）	0.67	0.39 ~ 1.15	0.151
结节性（是/否）	2.35	1.31 ~ 4.23	0.004
坏死性（是/否）	无病例		
巩膜炎症程度（＞2+*vs*≤2+）	0.54	0.28 ~ 1.04	0.064
眼部并发症[a]（有/无）	0.62	0.40 ~ 0.96	0.034
就诊延迟[b]（＞6个月*vs*≤6个月）	0.53	0.34 ~ 0.83	0.005
随访期（＞1年*vs*≤1年）	0.31	0.20 ~ 0.48	＜0.001
相关疾病（有/无）	0.33	0.20 ~ 0.55	＜0.001
可导致死亡[c]（是/否）	无病例		
弥漫性或结节性巩膜炎无相关疾病（是/否）	3.21	1.93 ~ 5.33	＜0.001
没有相关疾病的弥漫性或结节性巩膜炎，巩膜炎程度≤2+（是/否）	2.89	1.83 ~ 4.57	＜0.001
没有相关疾病的弥漫性或结节性巩膜炎，没有眼部并发症（是/否）	3.13	2.04 ~ 4.81	＜0.001

BCVA最佳矫正视力，*CI*置信区间，*OR*优势比。[a]眼部并发症包括视力下降（随访期末视力下降≥Snellen视力表2行或就诊时BCVA≤20/80）、前葡萄膜炎、外周角膜炎和高眼压。[b]就诊延迟，初始发病和首次就诊之间的间隔。[c]潜在的致命疾病包括韦格纳肉芽肿病。

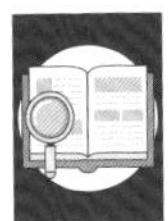

治疗指南

全身使用 NSAIDs 将作为许多巩膜炎患者的一线用药；当患者的缓解率高且全身不良反应风险低时，一些专家建议维持一个低的初始治疗量[9, 10]。在前巩膜炎中，总体患者缓解率的报告范围为 30% ~ 92%[4, 11]。NSAIDs 成本效益较好且给药方便[12]。对于轻度巩膜炎的病例，或局限于表层巩膜炎的病例，一旦外用糖皮质激素方案（1% 氟米龙，1% 醋酸泼尼松龙，每日 4 次）失败，可以试用全身性 NSAIDs 治疗[4]。约 1/6 的表层巩膜炎患者可能需要口服 NSAIDs 治疗[4]。局部 NSAIDs 治疗也可以在表层巩膜炎患者中超适应证进行试验给药。

对于前巩膜炎的患者，每天 4 次口服某种类型的 NSAIDs 可能有效[4, 9]。一旦达到疾病稳定，剂量可以逐渐减少到每天 3 次至最终停药[4]。治疗用药的实例，如吲哚美辛，25 ~ 50mg，每日 3 ~ 4 次，每日总剂量 100 ~ 150mg；氟比洛芬，每日

100 ~ 300mg；和其他[4]（表7.4）。治疗持续时间由疾病严重程度决定[4]。约30%巩膜炎患者NSAIDs治疗获益，而超过一半的患者可能需要口服糖皮质激素和（或）免疫调节治疗[4, 9]。

表7.4 非感染性巩膜炎中NSAIDs的推荐用法[12]

药物	剂量	给药
布洛芬	600 ~ 800mg	PO；TID to QID
吲哚美辛	25 ~ 50 mg 75 mg	PO；TID to QID SR PO，BID
萘普生	250 ~ 500 mg	PO；BID
塞来昔布	100 ~ 200 mg	PO；BID

PO口服；TID：每日3次；QID：每日4次；SR：缓释；BID：每日2次。

难治性、坏死性巩膜炎和后巩膜炎需要更积极的治疗（即立即开始免疫调节治疗）[4]。值得注意的是，有一个病例系列（$N = 6$）报告了全身应用NSAIDs治疗后巩膜炎患者中成功实现疾病控制，但需要更多数据来确认这些患者的持久治疗效果[5]。在大多数情况下，单用NSAIDs治疗严重疾病患者是不恰当的。

文献报道，巩膜炎可出现在各种手术后，包括白内障手术、翼状胬肉手术、玻璃体切除术和缝线拆除术后（1个月内或数年后）[4, 6]。通过联合局部（包括NSAIDs治疗）治疗此类巩膜炎，可以减少术后炎症。然而，需要注意，局部NSAIDs对手术引起的坏死性巩膜炎无效。

在治疗过程中，需要对疾病和药物监测。对于全身给药，高风险血液监测，至少包括全血细胞计数、血尿素氮、肌酐和肝转氨酶的监测，应每6周进行1次。医生还应评估药物的隐匿性不良反应，特别注意胃和全身症状。

遵守道德要求

作者声明没有利益冲突。本文作者没有进行任何动物或人类研究。

（杨　珂　卢红双　译）

参考文献

1. KIM S J，FLACH A J，JAMPOL L M. Nonsteroidal

anti-inflammatory drugs in ophthalmology. Surv Ophthalmol，2010，55：2.

2. JABS D A，MUDUN A，DUNN J P，et al. Episcleritis and scleritis：clinical features and treat- ment resul. Am J Ophthalmol，2000，130：4.
3. SAINZ DE LA MAZA M，FOSTER C S，JABBUR N S. Scleritis associated with systemic vasculitic diseases. Ophthalmology，1995，102：4.
4. ROSENBAUM J T，ROBERTSON JR J E. Recognition of posterior scleritis and its treatment with indomethacin. Retina，1993，13：1.
5. WATSON P G，HAYREH S S. Scleritis and episcleritis. Br J Ophthalmol，1976，60：163–191.
6. SIMS J. Scleritis：presentations，disease associations and management. Postgrad Med J，2012，88：713–718.
7. WIERINGA W G，WIERINGA J E，TEN DAM-VAN LOON N H，et al. Visual outcome，treatment results，and prognostic factors in patients with scleritis. Ophthalmology，2013，120：2.
8. SAINZ DE LA MAZA M，MOLINA N，GONZALEZ-GONZALEZ L A，et al. Scleritis therapy. Ophthalmology，2012，119：1.
9. WAKEFIELD D，DI GIROLAMO N，THURAU S，et al. Scleritis：immunopathogen- esis and molecular basis for therapy. Prog Retin Eye Res，2013，35：44–62.
10. BEARDSLEY R M，SUHLER E B，ROSENBAUM J T，et al. Pharmacotherapy of scleritis：current paradigms and future directions. Expert Opin Pharmacother，2013，14：4.
11. BAUER A M，FIEHN C，BECKER M D. Celecoxib，

a selective inhibitor of cyclooxygenase 2 for therapy of diffuse anterior scleritis. Am J Ophthalmol，2005，139：6.

12. TUFT S J，WATSON P G. Progression of scleral disease. Ophthalmology，1991，98：467–471.

第 8 章

局部和全身糖皮质激素治疗

引言

巩膜炎是一种潜在威胁视力的疾病，影响眼球壁的外层（巩膜），可致眼部疼痛和多种症状，症状严重程度取决于炎症的位置和强度。早期发现和及时治疗可以降低并发症和视力丧失的潜在风险。

开始治疗之前需要排除感染或伪装性疾病（如恶性肿瘤）。在某些情况下，巩膜炎可能由感染引起。然而，绝大多数巩膜炎表现为免疫介导性疾病[1]。

治疗过程中眼科医生还应该确定是否有需要治疗的巩膜炎相关系统性疾病。治疗的强度、方案和紧迫性，很大程度上取决于是否存在威胁视力的并发症[2]。1974年，Peyman等人首次在眼部使用糖皮质激素治疗，目前用于眼部炎症的治疗已有几十年之久[3]。

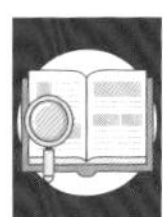

非甾体类抗炎药物

全身应用非甾体类抗炎药物治疗症状较轻的巩膜炎[4]，据报道，弥漫性和结节性前巩膜炎的总体反应率为30% ~ 92%。

非感染性巩膜炎的治疗通常采用梯度疗法，初期症状较轻时可以口服非甾体类抗炎药[5]。局部非甾体类抗炎药也可以使用，但是缺乏有效性。

非甾体类抗炎药可以减轻疼痛和炎症反应。但是，长期全身使用非甾体类抗炎药具有潜在并发症的风险，包括心肌梗死、高血压和脑卒中（尤其是用选择性COX-2抑制剂时）、胃溃疡、胃肠道出血、肾毒性和肝毒性[6]。

值得注意的是，比较严重的和进展性的巩膜炎，如坏死性巩膜炎和后巩膜炎，常需要糖皮质激素的治疗，有时甚至需要其他免疫抑制剂的治疗。本章主要关注的是巩膜炎的糖皮质激素治疗。

局部糖皮质激素

局部糖皮质激素对表层巩膜炎或前葡萄膜炎有效，但它们通常不能充分穿透巩膜，不足以治疗巩膜炎[2]。它们可以作为辅助治疗手段，用于治疗症状较轻的巩膜炎，主要有助于缓解疼痛，局部可以多次给药，给药数取决于疾病的类型和严重程度，同时可以使用眼膏制剂。作用较弱的局部糖皮质激素，如利美索龙、氯替泼诺和氟米龙，可用于激素敏感体质（易于眼压升高者）。但是，这些药物作用温和，不能有效控制较重的炎症反应。

结膜下注射糖皮质激素

结膜下注射糖皮质激素已被证明可有效控制非坏死性前巩膜炎的炎症反应，可用于对非甾体类抗炎药或局部糖皮质激素治疗无应答者[7, 8]。在已发表的文献中，报告了结膜下注射糖皮质激素后，92% ~ 96%患者巩膜炎症状的消退[8 ~ 10]。

报告表明，结膜下注射糖皮质激素通过切口进入泪膜，然后穿过角膜进入眼内，从而实现眼内穿孔。同时还有局部巩膜的吸收，这在切口愈合后更为重要，还有推测药物可以从房水扩散到玻璃体。糖皮质激素可以在局部起效，有助于巩膜炎的治疗[11 ~ 14]。局部纤维化效应也可能在巩膜吸收中发挥重要作用[15]。

局部结膜下注射糖皮质激素的显著优点是避免激素全身不良反应的发生，并且在局部麻醉下操作也比较容易。据报道，结膜下注射的效果可以持续18周到116个月[7 ~ 9，13]。

鉴于之前在给药后发生巩膜溶解和穿孔的病例报告，坏死性巩膜炎患者需避免结膜下注射糖皮质激素[16]。在这些病例中，巩膜溶解和穿孔是由于巩膜炎的疾病进展，还是真正由药物引起的不良事件尚不能确定。但是，大多数临床医生在这组患者中避免使用局部糖皮质激素治疗，而代之以全身糖皮质激素治疗。表8.1显示了结膜下注射糖皮质激素的一些其他适应证，但这一清单并不详尽。

表8.1 结膜下注射糖皮质激素的其他适应证

项目	适应证
角膜植片排斥	春季角结膜炎
葡萄膜炎	表层巩膜炎
翼状胬肉手术	上方边缘性角结膜炎
甲状腺相关眼病	角膜烧伤和溃疡
疱疹性角膜炎（指定类型）	新生血管形成

（1）结膜下注射糖皮质激素的操作

通常采用27G注射器进行结膜下注射糖皮质激素注射。给药前应该先摇匀曲安耐德小瓶，因为这会影响实际的给药剂量[17]。注射药物会引起局部沉积，并且表现为临床可见的白色区域。结膜下注射时，需要建立一个比较长的针刺通道以减少药物的泄露。

（2）结膜下注射糖皮质激素的并发症

最常见的不良反应如眼压升高和白内障，在5% ~ 16%患者中见到[7 ~ 9, 13]。这一情况在有原发性开角型青光眼病史或者青光眼家族史阳性的患者中更常见[18, 19]。通常，使用的糖皮质激素浓度越高，血压升高的效应越大[20]。据报道，眼压升高出现在糖皮质激素结膜下给药后的1周[21]到10个月[18]。因此，定期监测眼压是非常必要的。高眼压通常用局部青光眼药物治疗有效。如果无效，可以考虑手术切除药物沉积处的组织，这是去除糖皮质激素来源最有效的方法[22]。结膜下注射糖皮质激素的其他不良反应，包括结膜溃疡[23]、结膜缺血[24]、上睑下垂和瞳孔散大[21]。还有报道，结膜下注射，导致感染性巩膜炎[25]。

全身应用糖皮质激素

巩膜炎患者可以口服泼尼松龙治疗。患者开始通常高剂量的口服泼尼松龙1mg/（kg·d），然后逐渐减少。大多数类型的巩膜炎对糖皮质激素都非常敏感。

通常，口服糖皮质激素剂量逐渐减少直至停止或达到维持剂量。在糖皮质激素的逐渐减少期间可能发生炎症反弹，此时则需要调整治疗剂量。口服泼尼松龙的调整通常基于临床表现和临床医生的判断。

有时考虑静脉注射甲泼尼龙进行冲击治疗，特别是在严重坏死性巩膜炎、边缘溃疡性角膜炎相关的巩膜炎，或由于视神经或黄斑受累导致视力丧失的后巩膜炎病例。通常在大剂量静脉注射甲泼尼龙 3 天后，改为口服治疗。然而，在大剂量静脉注射治疗期间，应密切监测患者可能危及生命的不良反应,包括精神病、恶性高血压、胃肠道出血、胰腺炎、高血糖、感染和心律失常。

表8.2　糖皮质激素治疗方式及优缺点

治疗方式	疾病类型	优点	缺点
局部点眼	表层巩膜炎 轻度巩膜炎 辅助治疗	较少并发症 更容易实施	很少能渗透过巩膜 在严重巩膜炎中效果较差
结膜下注射	非坏死性前巩膜炎	避免全身不良反应 可以在诊所进行 持续时间更久	白内障形成 眼压升高 在坏死性巩膜炎中导致巩膜溶解和穿孔
口服	大多数类型的巩膜炎	容易实施	肾上腺抑制 高血糖 感染 精神病 消化道出血 高血压 肥胖
静脉注射	严重的坏死性巩膜炎 巩膜炎伴边缘性溃疡性角膜炎	在治疗严重的巩膜炎时需要	需要密切监测 精神病 消化道出血 恶性高血压 胰腺炎 心律失常

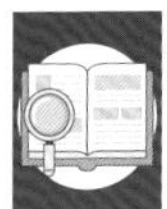

其他治疗方式

一些患者每天在口服糖皮质激素剂量高于 7.5 ~ 10mg 泼尼松龙时仍会复发；这些患者应考虑追加免疫抑制剂治疗，特别是在疾病持续超过 3 个月的情况下[5, 26]。研究表明，约 26% 患者需要二线治疗[27]。

目前已经有应用的各种治疗药物，如甲氨蝶呤、硫唑嘌呤、霉酚酸酯和环磷酰胺。这些药物通常需要与糖皮质激素联合使用。生物制剂在某些巩膜炎病例中也有应用[28 ~ 31]。

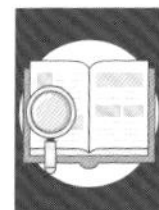

糖皮质激素的并发症

无论采用哪种给药方式，糖皮质激素治疗都有许多并发症。因此，必须个性化制订给药途径、剂量和治疗持续时间。一般而言，患者应维持一个最低剂量以控制炎症。重要的是治疗应该在几天到几周内逐渐减量，而不能突然停药。如果患者治疗时间已经超过2～3周，更加不能突然停药，以免出现炎症反弹[4]。

糖皮质激素诱发高眼压的危险因素包括青光眼史、青光眼家族史、年龄大、近视和糖尿病[22，32]。一般来说，糖皮质激素的效力越强，高眼压的风险越大[20]。

全身和局部糖皮质激素均可导致白内障。晶状体后囊下混浊是其典型变化，但有时也可累及前囊下区域。给药的总剂量和治疗持续时间是否与白内障形成有关尚不明确。当停止治疗时，早期的晶体混浊可能会消退。如果视力受到明显影响，可能需要手术去除白内障。

全身应用糖皮质激素时存在多种不良反应，包括高血糖、高血压、精神病、感染、谵妄、抑郁症、消化性溃疡病和股骨头缺血性坏死。危及生命的不良反应常与大剂量应用糖皮质激素相关，如恶性高血压、胃肠道出血、胰腺炎和心律失常。长期口服糖皮质激素可以导致肾上腺素轴抑制、骨质疏松（骨折的风险增加），容易瘀伤和易发感染。

由于存在诸多可能的不良反应，其中一

些可能威及视力和生命，在使用糖皮质激素治疗巩膜炎时必须仔细权衡。一般来说，应该使用最低维持治疗剂量使疾病稳定（如果不停药）。如果低剂量的糖皮质激素不能使疾病稳定时，则应考虑增加辅助治疗。

遵守道德要求

作者声明没有利益冲突。本文作者没有进行任何动物或人类研究。

（李 上 王静漪 译）

参考文献

1. WATSON P G，HAYREH S S. Scleritis and episcleritis. Br J Ophthalmol，1976，60：163–191.
2. SIMS J. Scleritis：presentations，disease associations and management. Postgrad Med J，2012，88（1046）：713–718.
3. PEYMAN G A，HERBST R. Bacterial endophthalmitis. Treatment with intraocular injection of gen- tamicin and dexamethasone. Arch Ophthalmol，1974，91：416–418.
4. READ R W，OPHTHALMOLOGY A A O. Basic and Clinical Science Course（BCSC）：Section 9：Intraocular Inflammation and Uveitis. MDHJ I，editor 2014–2015.

5. JABS D A, MUDUN A, DUNN J P, et al. Episcleritis and scleritis: clinical features and treatment results. Am J Ophthalmol, 2000, 130: 469–476.
6. FINCKH A, ARONSON M. Cardiovascular risk of cyclooxygenase inhibitors: where we stand now. Ann Intern Med, 2005, 142 (3): 212–214.
7. ZAMIR E, READ R, SMITH R E, et al. A prospective evaluation of subconjunctival injection of triamcinolone acetonide for resistant anterior scleritis. Ophthalmology, 2002, 109: 798–805.
8. ALBINI T, ZAMIR E, READ R W, et al. Evaluation of subconjunctival triamcinolone for non- necrotizing anterior scleritis. Ophthalmology, 2005, 112: 1814–1820.
9. ROUFAS A, JALALUDIN B, GASKIN C, et al. Subconjunctival triamcinolone treatment for non-necrotising anterior scleritis. Br J Ophthalmol, 2010, 94: 743–747.
10. SOHN E H, WANG R, READ R, et al. Long-term, multicenter evaluation of subconjunctival injection of triamcinolone for non-necrotizing, noninfectious anterior scleritis. Ophthalmology, 2011, 118 (10): 1932–1937.
11. GAUDIO P A. A review of evidence guiding the use of corticosteroids in the treatment of intra- ocular inflammation. Ocul Immunol Inflamm, 2004, 12: 169–192.
12. MCGHEE C N. Pharmacokinetics of ophthalmic corticosteroids. Br J Ophthalmol, 1992, 76: 681–684.
13. TU E Y, CULBERTSON W W, PFLUGFELDER S C, et al. Therapy of nonnecrotising anterior scleritis with subconjunctival corticosteroid injection. Ophthal-

mology，1995，102：718–724.

14. ROBINSON M R，LEE S，KIM H，et al. A rabbit model for assessing the ocular barriers to the transscleral delivery of triamcinolone acetonide. Exp Eye Res，2006，82：479–487.
15. GIANGIACOMO J，DUEKER D，ADELSTEIN E H. Histopathology of triamcinolone in the subconjunctival. Ophthalmology，1987，94：149–153.
16. FRAUNFELDER F，WATSON P. Evaluation or eyes enucleated for scleritis. Br J Ophthalmol，1976，60：227–230.
17. OBER M D，BARILE G，TARI S R，et al. Measurement of the actual dose of triamcinolone acetonide delivered by common techniques of intravitreal injection. Am J Ophthalmol，2006，142：597–600.
18. MILLS D W，SIEBERT L，CLIMENHAGA D B. Depot triamcinolone-induced glaucoma. Can J Ophthalmol，1986，21：150–152.
19. HERSCHLER J. Intractable intraocular hypertension induced by repository triamcinolone aceton- ide. Am J Ophthalmol，1972，74：501–504.
20. CANTRILL H L，PALMBERG P，ZINK H A，et al. Comparison of in vitro potency of corticosteroids with ability to raise intraocular pressure. Am J Ophthalmol，1975，79：1012–1017.
21. HERSCHLER J. Increased intraocular pressure induced by repository corticosteroids. Am J Ophthalmol，1976，82：90–93.
22. KERSEY J P，BROADWAY D. Corticosteroid-induced glaucoma：a review of the literature. Eye，2006，20：407–416.
23. AGRAWAL S，AGRAWAL J，AGRAWAL T P. Con-

junctival ulceration following triamcinolone injection. Am J Ophthalmol, 2003, 136: 539–540.

24. RUBINSTEIN A, HANSON R J, CHEN S D, et al. Conjunctival ischemia subsequent to posterior subtenon's triamcinolone acetonide injection. Eye, 2006, 20: 388–389.
25. GHARAEE H, KHALIFE M, POOR S S, et al. Infectious scleritis after subtenon triamcino- lone injection. Am J Ophthalmol, 2011, 136: 539–540.
26. OKHRAVI N, ODUFUWA B, MCCLUSKEY P, et al. Scleritis. Surv Ophthalmol, 2005, 50: 351–363.
27. JABS D A, NUSSENBLATT R B, ROSEBAUM J T, et al. Standardization of uveitis nomenclature for reporting clinical data: results of the First International Workshop. Am J Ophthalmol, 2005, 140: 509–516.
28. SMITH J R, LEVINSON R, HOLLAND G N, et al. Differential efficacy of tumor necrosis factor inhibition in the management of inflammatory eye disease and associated rheumatic disease. Arthritis Care Res, 2001, 45: 252–257.
29. GALOR A, PEREZ V. Differential effectiveness of etanercept and infliximab in the treatment of ocular inflammation. Ophthalmology, 2006, 113: 2317–2323.
30. MURPHY C C, AYLIFFE W, BOOTH A, et al. Tumor necrosis factor alpha blockade with infliximab for refractory uveitis and scleritis. Ophthalmology, 2004, 111: 352–356.
31. DOCTOR P, SULTAN A, SYED S, et al. Infliximab for the treatment of refractory scleritis. Br J Ophthalmol, 2010, 94: 579–583.

32. KALINA R E. Increased intraocular pressure following subconjunctival corticosteroid adminis- tration. Arch Ophthalmol，1969，81：788–790.

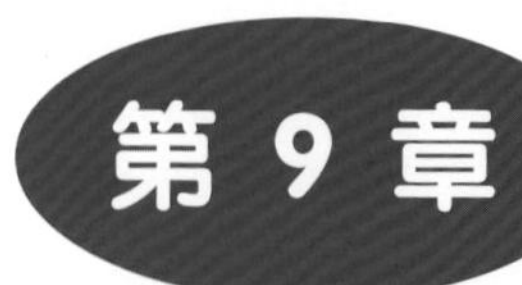

巩膜炎的生物免疫治疗

引言

目前，全身使用免疫抑制剂或生物制剂是巩膜炎治疗中最具前景的治疗方式，并且已经在临床中得到应用。据统计，约25%巩膜炎患者需要长期使用不含激素的免疫抑制剂来控制病情[41]。越来越多的研究聚焦到使用何种方式治疗巩膜炎、哪类巩膜炎需要免疫治疗和需要何种程度的治疗这一系列问题[23, 39]。

全身应用免疫抑制剂最常见的情况是患者需要将全身激素用量降低至安全维持剂量，如泼尼松剂量不高于7.5mg/d。坏死性巩膜炎患者常需要生物免疫治疗，据一项研究表明高达70%坏死性巩膜炎患者需要使用免疫抑制剂治疗[23]。系统性血管炎是需要使用生物免疫治疗的另一类疾病[25，33，50]。选择何种免疫抑制剂取决于患者的全身病情、酒精摄入量、肝功能和血压等情况。正如克罗恩病的治疗方式不同于类风湿性关节炎或白塞氏病，巩膜炎的治疗方式也各有不同[41]。

常规免疫抑制剂可分为抗代谢药、T细胞抑制剂和烷化剂三类。常见的抗代谢药包括硫唑嘌呤、甲氨蝶呤和霉酚酸酯；常见的T细胞抑制剂包括环孢霉素和他克莫司；常见的烷化剂包括环磷酰胺和苯丁酸氮芥。根据相关专家共识，Jabs等人发表了一份关于如何使用免疫抑制剂治疗眼部炎症性疾病的综合性指南[22]。以下情况提示应使用免疫抑制剂：患者伴全身自身免疫性疾病、患者进行1个月高剂量激素治疗后仍无法控制炎症、患者减少口服激素至安全维持剂量后炎症频繁复发，以及患者无法耐受激素的不良反应。

关于应用免疫抑制剂治疗巩膜炎的最大样本量报告来自于眼部疾病的全身免疫抑制疗法（Systemic Immunosuppressive Therapy for Eye Diseases，SITEs）队列研究。

SITE 研究回顾性总结了全美四家眼科中心的数据，并评估了单一使用不同种类免疫抑制剂治疗眼部非感染性炎症的安全性和有效性[26]。主要观察指标包括炎症的控制、免疫抑制剂的优点，以及中断治疗的发生率和原因。炎症成功控制的标准是单一疗法（含或不含糖皮质激素）使患者病情从活动性/轻微活动性转为非活动性，并且维持超过 2 次复查的时间，至少 28 天。非激素免疫抑制剂治疗成功的标准是缓慢减少糖皮质激素至≤ 10mg/d、≤ 5mg/d 和 0mg，同时炎症控制超过 2 次复查的时间（至少 28 天）。表 9.1 总结了治疗成功的主要指标[16]。

表9.1 主要免疫抑制剂的使用效果

免疫抑制剂	AZA	MTX	MMF	CsA	CYP
6个月内控制炎症（非活动期），%	20	56	49	62	53
6个月内控制炎症且泼尼松龙用量≤10 mg/d，%	22	37	26	53	30
12个月内控制炎症（非活动期），%	73	72	86	62	82
12个月内控制炎症且泼尼松龙用量≤10 mg/d，%	35	58	49	53	61

来自Hooper和McCluskey[20]。AZA：英夫利昔单抗；CsA：环孢素A；CYP：环磷酰胺；MMF：霉酚酸酯；MTX：甲氨蝶呤。

生物制剂是一类新型药物，包括重组融合蛋白及单克隆抗体。单克隆抗体主要作用于促炎细胞因子、促炎细胞因子的受体和其他选择性细胞表面标志物。已有报道，用于治疗巩膜炎的生物制剂包括：TNF-α 抑制剂（依那西普、英夫利单抗、阿达木单抗）；IL-1 受体拮抗剂（阿那白滞素）；IL-2 受体拮抗剂（达利珠单抗）；抗 CD20（B 细胞）抗体（利妥昔单抗）。生物制剂（包括针对 TNF-α 的单克隆抗体）治疗其他诸如克罗恩病和炎症性肠病等系统性疾病的效果很好。风湿免疫科医生应对生物制剂的全部治疗过程进行有效监管。

为维持患者的视力并快速缓解病情，生物免疫制剂得到了更早、更积极的应用。新型强效免疫抑制剂的应用显著降低了眼部炎症性疾病的发病率[1, 28, 46, 49]。我们将讨论常用免疫抑制剂和生物制剂的用药方案及不良反应。

糖皮质激素的全身应用

糖皮质激素的全身应用可详见第 8 章。糖皮质激素是一种强效的抗炎和免疫抑制药物，但其明显的不良反应限制了长期使用。巩膜炎与其他炎症性眼病的全身免疫抑制治疗的一个最重要改变在于，其治疗要联合糖皮质激素和其他免疫抑制药物（免疫调节治疗，immunomodulator therapy，IMT），而不是单独使用全身糖皮质激素。IMT 可以更好地控制炎症，明显降低长期不良反应并缓解病情[51]。

IMT 是全身使用免疫抑制药物时的首

选方法。IMT 使众多长期口服糖皮质激素的患者可以停用激素，仅使用免疫抑制剂维持病情稳定。

治疗巩膜炎的免疫抑制剂与风湿性关节炎患者用于改善病情抗风湿药物（disease modifying antirheumatic drugs，DMARDs）相同。DMARDs 作用强，但需要一段时间才能充分起效。快速抑制活动期的非坏死性巩膜炎需要早期使用糖皮质激素。

在 DMARDs 治疗开始后要继续使用糖皮质激素 6 ~ 12 周，直至 DMARDs 发挥药效。采用 DMARDs 治疗可使激素用量降低至最小安全剂量以减少不良反应。对于坏死性巩膜炎治疗初期需要使用环磷酰胺或霉酚酸酯等强效免疫抑制剂，以控制严重的炎症反应和维持病情长期稳定[51]（图 9.1）。

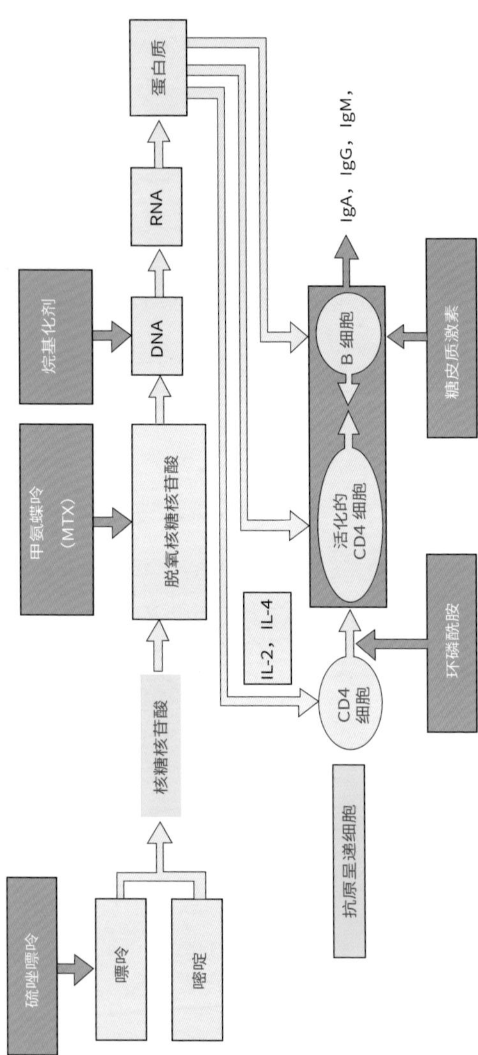

图9.1　免疫抑制剂生物作用位点汇总（由Watson 等人提供　）[51]

（1）抗代谢物：硫唑嘌呤

硫唑嘌呤是一种嘌呤核苷类似物，可干扰 DNA 复制和 RNA 转录。它能够减少外周 T 淋巴细胞和 B 淋巴细胞的数量，同时降低混合淋巴细胞反应性、IL-2 合成，以及 IgM 产生。硫唑嘌呤口服吸收良好，但由于硫代嘌呤 -S- 甲基转移酶的活性不同，其代谢率的个体差异可高达 4 倍。常用剂量为 1 ~ 3mg/（kg·d），但与别嘌呤醇一起使用时应降低剂量。

最常见的严重不良反应是可逆的骨髓抑制和肝毒性。全血细胞计数（full blood count，FBC）应每 4 ~ 6 周检查 1 次，肝功能应每 12 周检查 1 次，以评估天冬氨酸氨基转移酶和丙氨酸氨基转移酶水平。如果这些酶的水平超过正常上限的 1.5 倍，则硫唑嘌呤剂量应减少至 25 ~ 50mg/d，并且在 2 周内复查肝功能。如果酶指标依然明显升高，则应暂时停用硫唑嘌呤[22]。

SITE 队列研究评估了 16 例（27 眼）巩膜炎患者使用硫唑嘌呤的治疗效果[35]。使用 Kaplan-Meier 生存分析法估算硫唑嘌呤在 6 个月和 12 个月内持续控制炎症的比例分别为 20.0% 和 73.3%。最初泼尼松龙用药剂量大于 10 mg/d 的患者经过 6 个月的治疗后，分别有 22.2%、18.2% 和 0 的患者将泼尼松龙剂量逐渐减少至≤ 10mg/d、≤ 5mg/d 和 0mg/d。经过 12 个月的治疗后，分别有 35.2%、29.9% 和 11.1% 患者将泼尼松龙剂量减至≤ 10mg/d、≤ 5mg/d 和 0mg。总计有 123 例患者中止治疗，24.1% 患者在一年内由于药物不良反应而停止治疗。导致硫唑嘌呤停用的最常见不良反应是胃肠道不适（9%）、骨髓抑制（5%）、肝酶升高（4%）、感染（2%）和过敏（1%）。硫唑嘌呤的优点是其价格相对便宜、临床使用经验丰富。

（2）抗代谢物：甲氨蝶呤

甲氨蝶呤是一种叶酸类似物，可通过抑制 DNA 复制阻断细胞有丝分裂(如白细胞)。甲氨蝶呤通过胃肠外给药可被完全吸收，口服给药约 35% 药物在小肠吸收前被肠道菌群代谢。甲氨蝶呤是风湿免疫科医生治疗类风湿性关节炎首选药，并且由于其良好的耐受性成为 DMARDs 的金标准。常用剂量为每周 1 次 7.5 ~ 25mg，并加用叶酸（1mg/d）以减轻恶心症状和骨髓抑制作用。最常见的严重不良反应是肝毒性、骨髓抑制和间质性肺炎。甲氨蝶呤也有致畸性。治疗前应完善血常规、肝功能、乙肝和丙肝血清学检查，并且应每4 ~ 8周复查血常规和肝功能。如果肝酶在2次检查时均超过正常值2倍，则应减少甲氨蝶呤的剂量。如果在停药后肝功能持续异常，应进行肝组织活检。此外，建议患者服用甲氨蝶呤期间必须戒酒[22]。

SITE队列研究评估了56例（84眼）巩膜炎患者使用甲氨蝶呤的治疗效果[16]。在6个月和12个月内炎症控制比例分别为56.4%和71.5%。最初使用＞10 mg/d泼尼松龙的患者经过6个月的治疗，分别有37.3%、26.3%和6.2%的患者将泼尼松龙剂量逐渐减少至≤10mg、≤5mg和0mg。经过12个月的治疗，分别有58.3%、55.6%和17.5%患者将泼尼松龙剂量减至≤10mg、≤5mg和0mg。总计有345例患者中止治疗，17.5%患者在一年内由于药物不良反应停止治疗。导致停药的最常见不良反应是胃肠道不适（2.9%）、骨髓抑制（2.6%）和肝酶升高（2.3%）。其中一例出现肝硬化。停药的其他原因还有全身乏力、过敏、口腔溃疡和脱发。

甲氨蝶呤的优点是其价格相对便宜、临床使用经验丰富（特别是在儿童中），以及良好的耐受性。甲氨蝶呤作为非激素类免疫抑制剂对巩膜炎有中等治疗效果，但需要 6 个月才能达到其完全效果[16]（图 9.2）。

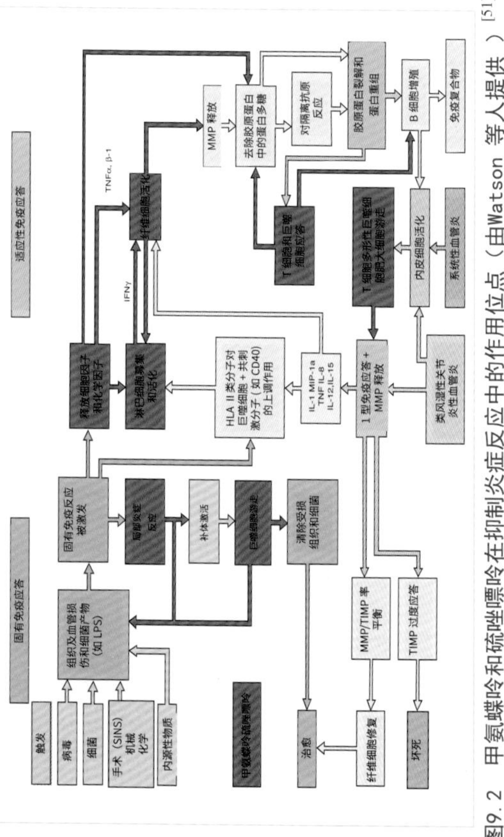

图9.2 甲氨蝶呤和硫唑嘌呤在抑制炎症反应中的作用位点（由Watson 等人提供）[51]

（3）抗代谢物：霉酚酸酯

霉酚酸酯是肌苷磷酸脱氢酶的选择性抑制剂，可以干扰鸟嘌呤核苷酸合成，进而阻止 T 细胞和 B 细胞增殖、抑制抗体合成、干扰细胞和血管内皮黏附因子的产生、减少白细胞的聚集。霉酚酸酯具有较高的口服生物利用率，其活性代谢产物由肾脏排出，因此肾功能不全的患者应谨慎使用。常用剂量为口服每日 2 次 1g，每天使用超过 3g 会增加药物毒性反应。最常见的严重不良反应是骨髓抑制。据报道，在使用其他免疫抑制剂的移植患者中，每日 3g 的剂量时，机会性感染和非黑色素瘤皮肤癌的发生率很高[22]。同时，霉酚酸酯可能会增加患者罹患进展性多灶性脑白质病（progressive multifocal leukoencephalopathy，PML）的风险，这可能是由于霉酚酸酯激活 JC 病毒所致[2]。此外，霉酚酸酯也有致畸性[34]，因此血常规在前四周应该每周检查 1 次，之后改为每两周检查 1 次并持续至 2 个月，最后改为每个月检查 1 次。同时，建议肝功能检查每 12 周进行 1 次[22]。

SITE 队列研究评估了 33 例（51 眼）

巩膜炎患者使用霉酚酸酯的疗效[11]。在6个月和12个月内实现炎症控制的比例分别为48.7%和85.7%。最初使用＞10 mg/d泼尼松龙的患者经过6个月的治疗，分别有25.5%、20.5%和7.1%患者成功将泼尼松龙剂量逐渐减少至≤10mg、≤5mg和0mg。经过12个月的治疗，分别有49.4%、44.7%和7.1%的患者将泼尼松龙剂量减至≤10mg、≤5mg和0mg。总计有209例患者中止治疗，12%患者在一年内由于药物不良反应停止治疗。导致停药的最常见不良反应是胃肠道不适（2.5%）、骨髓抑制（1.7%）和肝酶升高（1.3%）。其他的停药原因包括全身乏力和过敏，没有出现机会性感染或进行性多灶性脑白质病的病例。对于眼部炎症患者，霉酚酸酯安全且耐受性好，并且有一些证据表明霉酚酸酯可能比其他种类的抗代谢药具有更好的疗效[15，43]。

（4）T细胞抑制剂：环孢霉素

环孢霉素是钙调磷酸酶抑制剂，其作用机制是通过阻断IL-2的DNA转录选择性地抑制T细胞的增殖。治疗方案为起始剂量5mg/(kg·d),然后降低至2 ~ 3mg/(kg·d)的维持剂量。常见的不良反应有肾毒性、肝毒性、恶性肿瘤、高血压和牙龈炎。其中,肾毒性的风险随年龄增加。因此,对于50岁以上的患者,应尽量避免使用环孢霉素。

环孢霉素A是某一类真菌的自然代谢产物,可以抑制免疫活性T细胞的转录,阻断IL-2等细胞因子的复制和合成。目前临床上有2种口服制剂可供选择,其中微乳液制剂(Neoral)比胶囊(Sandimmun)具有更高的生物利用度,因此两者不能互换使用。环孢霉素A在肝脏中代谢并在胆汁中排泄,通常的给药剂量为2 ~ 5 mg/(kg·d),分2次给药。最常见的严重不良反应是剂量相关的肾毒性和高血压,肝毒性较少发生。应在每次就诊时检查血压,开始不少于每个月检查1次,然后每3个月检查1次。应该每2周检查1次血肌酐,剂量稳定后可每个月检查1次[22]。

SITE队列研究评估了15例(23眼)巩膜炎患者使用环孢霉素A的疗效[24]。在6 ~ 12个月内实现持续控制炎症的比例为62.3%。最初使用＞10 mg/d泼尼松龙的患者经过6个月的治疗，分别有52.8%、40.8%和16.7%患者成功地将泼尼松龙剂量逐渐减少至≤10mg、≤5mg和0mg。经过12个月的治疗，分别有52.8%、50.6%和25.0%患者将泼尼松龙剂量减至≤10mg、≤5mg和0mg。53.3%巩膜炎患者存在系统性自身免疫性疾病，提示环孢霉素A是年轻患者的一个很好的选择，可免于使用存在不育风险的烷化剂类药物。总计有312例患者中止用药，10.7%患者在一年内由于药物不良反应停止治疗。导致停药的最常见不良反应是肾毒性（4.3%）、高血压（3.2%）和肝酶升高（1.1%）。牙龈增生、多毛症、全身乏力、机会性感染和骨髓抑制是停药的其他原因。与18～39岁的患者相比，55～64岁的患者和65岁以上的患者更可能因不良反应而停止治疗（相对风险分别为3.2%和5.7%）。

（5）T细胞抑制剂：他克莫司

他克莫司是由链霉菌（Streptomyces Tsukubaensis）产生的大环内酯类抗生

素。与环孢霉素A相同，他克莫司的作用机制也是抑制T淋巴细胞的活化。口服生物利用度不同且个体差异较大，因此需要监测血液药物浓度。成人肝移植患者的建议初始剂量为0.10 ~ 0.15 mg/（kg·d），但在眼部炎症中，初始剂量为0.05 mg/（kg·d）。最常见的严重不良反应是肾毒性、神经症状和血糖升高。实验室检查（如血清肌酐、电解质、血尿素氮、肝功能、血糖、血脂和血常规）应该在治疗初始每周检查1次，之后每3个月检查1次[22]。

目前，关于使用他克莫司治疗巩膜炎的报道较少。有一个病例研究详细地报告了因SINS进行两次巩膜植片修补术，采用环磷酰胺和硫唑嘌呤治疗无效，1个月内坏死性巩膜炎仍然复发的情况下，使用他克莫司成功地阻止坏死性巩膜炎复发的经验[53]。

（6）烷化剂：环磷酰胺

环磷酰胺是氮芥-烷化剂，可使DNA和RNA中的嘌呤烷基化，最终导致细胞死亡。此类药物对静止和增殖期的淋巴细胞都有细胞毒性，可减少B淋巴细胞和活化

T 淋巴细胞的数量。烷化剂通过破坏细胞复制能力导致细胞死亡。迟发超敏反应、混合淋巴细胞反应、丝裂原和抗原诱导的细胞转化、细胞因子的生成都可以被烷化剂抑制。因此，烷基化剂可以影响已经形成的和即将开始的细胞免疫应答[36]。

环磷酰胺可以口服[1 ~ 3mg/（kg·d）]或静脉注射给药（每 3 ~ 4 周按体表面积给予 750 ~ 1000 mg/ m^2）。该药通过肝脏代谢，主要经肾脏排出。肾功能衰竭患者的剂量需要减少 30% ~ 50%[22]。Jabs 团队提供了关于在巩膜炎患者中使用口服环磷酰胺的详细指南。经典的起始剂量为 2mg/（kg·d），与泼尼松龙 1mg/（kg·d）一起使用。然后泼尼松龙逐渐减量，通常可在治疗后的 4 ~ 8 周内停药。治疗的目标是完全抑制炎症（保持白细胞计数在 3000 ~ 4000 个 /mL，总淋巴细胞计数在 400 ~ 800 个 /mL），维持 1 年后逐渐减量至停药，总疗程不超过 18 个月[23]，该方法目的是使患者使用该药物的总时间实现最小化[41]。

环磷酰胺为代表的烷基化药物是治疗巩膜炎最确证有效的药物[23, 33]。这类药物常用于系统性血管炎患者，如肉芽肿伴多血管炎（如韦格纳肉芽肿病）或多动脉炎[30，45]。对其他免疫抑制剂（如甲氨蝶呤）抵抗的巩膜炎患者也推荐使用烷化剂类药物[41]。

由于此类药物严重不良反应的发生率较高，眼科医生需要联合风湿免疫科医生、免疫学家或其他相关学科医生共同监管患者病情。最常见的严重不良反应是剂量依赖性可逆性骨髓抑制，多见于65岁以上的患者。严重的中性粒细胞减少（中性粒细胞计数＜1000个/mL）与细菌感染风险的增加相关。淋巴细胞减少与机会性感染相关，尤其是卡氏肺囊虫肺炎（pneumocystis carinii pneumonia，PCP）。因此，推荐使用甲氧苄啶或磺胺甲基唑作为一级预防。出血性膀胱炎是一种严重但不常见的不良反应，主要发生在膀胱淤滞或液体摄入不足的患者。应建议患者在晨起服用环磷酰胺，并每天饮用至少2 L的水。静脉注射环磷酰胺同时给予2-巯基乙烷磺酸盐也可降低膀胱毒性和癌症的风险。此类药物导致不孕不育的发生率较高，应考虑在开始治疗之前低温保存卵母细胞或精子[22]。环磷酰胺也具有致畸作用，并且可能与晚期恶性肿瘤的进展有潜在的关联[27]。患者需要在口服环磷酰胺治疗起始阶段每周检查1次血常规和尿常规，其后至少每4周检查1次。如果发生轻度骨髓抑制，环磷酰胺的剂量应减少至25～50mg/d，并在2周内重新检查血常规。如果白细胞计数低于2500个/mL，则停用环磷酰胺直至白细胞计数恢复，然后可以较低剂量重新开始治疗。如果发生血尿，则应停用环磷酰胺（除非是危及生命的系统性血管炎），如果血尿持续存在3～4周，则需要去泌尿外科就诊[22]。

SITE队列研究评估了48例（76眼）巩膜炎患者使用环磷酰胺的疗效[36]。在6个月和12个月内实现持续控制炎症的比例分别为53.3%和82.2%。最初使用＞10 mg/d泼尼松龙的患者经过6个月的治疗，分别有30.2%、17.9%和0成功地将泼尼松龙剂量分别逐渐减少至≤10mg、≤5mg和0 mg。经过12个月的治疗，分别有60.5%、37.8%和15.9%患者将泼尼松龙剂量分别减至≤10mg、≤5mg和0mg。总计有195例患者中止治疗，约33.5%患者由于药物不良反应在1年内停药（不良反应通常可逆）。导致停药的最常见不良反应是白细胞减少（18%）、血尿或出血性膀胱炎（6.5%）、贫血或低血小板计数（4.7%）、机会性感染（2.8%），以及1例因PCP死亡的病例。该研究无患者发生恶性肿瘤。环磷酰胺治疗具有较高的停药缓解率，63%患者能够在治疗开始后2年内停药(图9.3)。

（7）烷基化药物：苯丁酸氮芥

苯丁酸氮芥是一种烷基化药物，以烷基取代有机化合物中的氢离子，在DNA复制、转录和核酸功能等环节起作用。该类药物的口服生物利用度个体差异大，主要在肝脏中代谢并经肾脏排出，起效慢于环磷酰胺。

苯丁酸氮芥有两种方法治疗眼部炎性疾病。第一种方法类似于环磷酰胺治疗，剂量为0.1 ~ 0.2 mg/(kg·d)(或6 ~ 12 mg/d)，在疾病进入静止期后1年逐渐减量。第二种方法是短期高剂量治疗（通常为3 ~ 6个月），初始剂量为2mg/d并持续1周，然后每周增加2mg/d，直到完全控制炎症（或白细胞计数低于2400个/mL，或血小板计数低于125000个/mL）[18, 22]。

a. 缓解诱导：0～3个月

- 静脉注射环磷酰胺750mg ~ 1g（约15 mg/kg）

合并

- 甲泼尼龙首次冲击治疗500mg，第二次冲击治疗250mg，溶于250mL生理盐水。随后，单独使用环磷酰胺。根据患者的耐受性，环磷酰胺静脉滴注时间超过15分钟或更长，甲泼尼龙超过120分钟（在已知心脏病史时要特别注意）
- 在激素冲击治疗后，考虑每2周减少1次日口服泼尼松剂量40mg、30mg、20mg，最后10mg维持剂量
- 每隔两周给予6次冲击治疗。剂量方案可个性化调整。在第一次和第二次冲击治疗之间测量7天、10天和14天的白细胞计数（为患者提供表格）。如果

1. WBC低于3（多态性<2.5），减少下一次冲击治疗的剂量，并在第一次冲击后第7、第10和第14天复测白细胞计数
2. 第14天白细胞计数低于第10天值，延迟治疗达1周
3. 白细胞计数达标时，还需关注淋巴细胞减少的证据（可能提示免疫抑制活性）。之后，需要测量下次冲击治疗当日（而非2次治疗之间）的白细胞计数。

开始治疗时检查所有患者的水痘滴度（不要延误结果）。

警告

1. 如有肾损害迹象，可减少环磷酰胺的剂量（如静脉注射剂量为10mg/kg）
2. 个别患者需要每10日接受环磷酰胺治疗。此种情况则将剂量下调50mg
3. 至少每隔2周进行6次冲击治疗，然后根据临床反应进行调整。如果反应良好，则维持治疗

其他治疗

1. 止吐剂：最初为甲氧氯普胺、多培酮或环丙嗪；如果效果不明显，考虑托品司琼或昂丹司琼
2. 所有患者给予每周3次480mg塞特灵预防肺孢子虫病

续表

3. 根据美司钠注射液说明书，美司钠（40%环磷酰胺剂量）在冲击前1小时、冲击后4小时和8小时使用 4. 临床上需预防骨质疏松症。冲击治疗后使用双磷酸盐是可以耐受的。考虑静脉注射帕米磷酸钠，3个月的肾损伤
b. **维持疗法（个性化调整）**
• 将冲击治疗间隔调整至3周1次，共4次 • 根据临床反应可以考虑从3个月后使用咪唑硫嘌呤和甲氨蝶呤作为维持治疗，所有病例从6个月后使用 • 如果需要延长冲击治疗，则给予1个月1次的冲击治疗，最长可达1年；3个月1次冲击治疗，最长可达3年（如狼疮性肾炎）
c. **复发**
• 如果患者复发或无改善，可考虑治疗升级 • 连续3天静脉注射甲泼尼龙1g（主要用于重度肾血管炎） • 改为每日口服环磷酰胺治疗 • 血浆置换：严重的肾脏疾病和肺部出血时考虑 • 考虑静脉注射免疫球蛋白（IVIG）治疗 任何可能怀孕的患者都不能使用环磷酰胺 在开始治疗前，患者应知悉以下风险并签署知情同意书 1. 出血性膀胱炎和膀胱癌：鼓励增加液体摄入量（治疗开始前额外摄入3L/24h），治疗后24h规律排尿 2. 水痘感染和机会性感染增加 3. 不孕不育：讨论建立精子库 4. 讨论避孕的重要性 5. 恶性肿瘤的风险 6. 其他：脱发、口腔溃疡、月经异常、血小板减少、不孕、恶心呕吐、更年期提前等

图9.3 环磷酰胺的使用方法 （来自Watson等人[51]）

和环磷酰胺相似，苯丁酸氮芥的严重不良反应发生率较高，这意味着苯丁酸氮芥只适用于难治性坏死性巩膜炎，患者应由风湿免疫科或其他内科医生共同管理。最常见的严重不良反应是骨髓抑制，这通常是可逆的，但恢复期较长。机会感染发生率高，因此建议一级 PCP 预防。不育通常发生在男性和年长女性，可以考虑在开始治疗前冷冻卵子或精子。苯丁酸氮芥也有致畸作用，可能会引起晚期恶性肿瘤的进展。胃肠反应较少见，脱发和膀胱毒性也不会发生。血常规应在开始和剂量增加期间每周检查 1 次，此后至少每 4 周检查 1 次 [22]。

Jabs 团队在 2 例发生膀胱毒性的坏死性巩膜炎患者中使用苯丁酸氮芥替代环磷酰胺。采用与环磷酰胺相似的给药方法，初始剂量为 0.1 mg/（kg·d）。其中一例患者出现可逆性白细胞减少，另一例患者出现 PCP[23]。Goldstein 团队用短期高剂量苯丁酸氮芥治疗了 53 例出现视力损伤的炎症性眼病，其中 6 例患有巩膜炎，疗程平均为 16 周；5 例巩膜炎患者随访 24 个月以上。所有患者均实现无药缓解，仅有 1 例患者需要再治疗1周。在所有患者中，最常见的不良反应是女性卵巢早衰（26%）和男性睾丸功能障碍（12.5%）。此外，还有6例患者（12%）发生眼部以外的皮肤带状疱疹，2例（4%）需要输血小板。没有患者出现恶性肿瘤[18]。

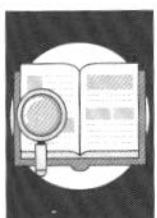

生物制剂

生物制剂是一类新型的药物，主要包括重组融合蛋白和单克隆抗体。其中单克隆抗体作用于促炎细胞因子、细胞因子受体及其他特定的细胞表面标志物。已报道的用于治疗巩膜炎的生物制剂包括四大类，第一类是TNF-α 抑制剂，如依那西普、英夫利单抗和阿达木单抗；第二类是IL-1受体拮抗剂，如阿那白滞素；第三类是IL-2受体拮抗剂，如达利珠单抗；第四类是抗CD20抗体（B淋巴细胞），如利妥昔单抗。风湿免疫学专家或免疫学家应对生物治疗过程进行监管。

（1）TNF-α 抑制剂：依那西普

TNF-α 是一种促炎细胞因子，主要由

单核–巨噬细胞产生，以可溶性方式和细胞膜结合方式存在。其生物学效应包括黏附分子表达、促炎因子和趋化因子的合成、巨噬细胞及其他免疫细胞的活化，以及调节性T细胞的抑制[10]。大多研究表明使用TNF-α抑制剂治疗眼部炎症的药物毒性较小。

依那西普是一种可溶性TNF受体蛋白，与可溶性TNF-α和TNF-β结合。该药的使用方法为皮下注射25mg每周2次或50mg每周1次。依那西普可有效治疗风湿性关节炎，然而Gaujoux-Viala等人报道[17]该药可能出现不明原因的眼部炎症。

在一项小样本的回顾性研究中[42]，7例难治性风湿性关节炎患者使用依那西普（N=6）或英夫利单抗（N=1）治疗。使用依那西普治疗的6例患者：1例巩膜炎患者病情完全消退；1例患者仍有轻度活动性巩膜炎；1例患者治疗巩膜炎无效；其余3例患者在开始应用依那西普后分别在第1、第2和第6个月出现双眼巩膜炎。这些治疗经验结果同依那西普治疗强直性脊柱炎伴葡萄膜炎相似，一些使用依那西普治疗的病例有效，一部分无效，还有一些病例与葡萄膜炎的进展和复发有关[21]。相反，Hernandez-Illas团队的一项回顾性研究报道了8例弥漫性和坏死性前巩膜炎，其中有7例和自身免疫性疾病相关。但该研究未提供自身免疫治疗和随访时间的信息[19]。在上述研究中，患者使用依那西普均未出现全身不良反应[19，42]。

（2）TNF-α抑制剂：英夫利单抗

英夫利单抗治疗方式为静脉内给药。Sobrin团队的一项回顾性研究中，27例难治性眼部炎症（10例为巩膜炎）患者接受了英夫利单抗治疗，平均随访时间为25.6个月。其中9例巩膜炎患者炎症完全控制，6例患者能够停用或减少免疫抑制剂治疗的剂量，3例巩膜炎患者达到无药缓解。作者指出这些巩膜炎患者可能是对英夫利单抗治疗反应良好的亚组[44]。在该机构最近的一项报道中[12]，10例难治性巩膜炎患者有7例曾接受烷化剂治疗，10例患者接受了英夫利单抗治疗，平均随访时间为16.4个月。英夫利单抗组在第0和第2周给予5 mg/kg作为负荷剂量，之后每4 ~ 8周治疗1次。其中9例患者炎症完全缓解，6例患者能够停止所有联合的免疫抑制剂。该研究中，英夫利单抗的平均起效时间为 13 周，大部分患者需要 4 周治疗 1 次以维持疗效。此外，1 例患者出现狼疮样反应故而停用英夫利单抗，2 例患者出现上呼吸道链球菌感染。

Sen 团队对难治性坏死性前巩膜炎患者进行了前瞻性开放性队列研究。在此研究中，英夫利单抗 5 mg/kg 分别于第 0 和第 2 周注射，之后增加给药间隔为每 4 周 1 次，直至第 30 周。除 1 例患者未能维持疗效外，其余患者均在 14 周内控制炎症。3 例患者将泼尼松龙逐渐减少至每日 10mg 以下，但无患者实现无药缓解。2 例患者出现较轻的不良反应，包括尿道感染、呼吸道感染、耳部感染、面部皮疹和头痛，这些症状均在适当治疗后得到缓解或自行缓解 [40]。

（3）TNF-α 抑制剂：阿达木单抗

据报道，1 例类风湿伴结节性前巩膜炎患者因无法耐受激素治疗，而改用阿达木单抗后治疗成功 [38]。治疗方法为每 2 周皮下注射阿达木单抗 20mg，并每周口服甲氨蝶呤 20mg。巩膜炎在开始治疗 3 个月后基本消退，并在 6 个月后仍处于静止状态。

（4）TNF-α 抑制剂的不良反应

据报道，TNF-α 抑制剂的严重不良反应包括结核复发、自身免疫性疾病、脱髓鞘疾病和充血性心力衰竭。通常患者对 TNF-α 抑制剂的耐受性良好，最常见的不良反应是输液反应、上呼吸道感染和头痛。对于妊娠患者，TNF-α 抑制剂被美国食品药品管理局（Food and Drug Administration，FDA）归类为 B 类药物（无明确危害但证据不足）[14]。

TNF-α 抑制剂治疗后常出现自身抗体，但抗磷脂抗体和狼疮样症状比较罕见[6, 14]。如果出现系统性红斑狼疮、狼疮样综合征或血管炎，则应停用 TNF-α 抑制剂[6]。此外，新发的多发性硬化、视神经炎和周围神经病变也罕见报道[14]。因此，有脱髓鞘病史的患者应禁用此类药物，如果出现新的神经系统症状也需停用该类药物[6]。

据研究证明，类风湿患者使用 TNF-α 抑制剂可使潜伏结核病复发的风险增加 4 ~ 7 倍。同依那西普相比，英夫利单抗和阿达木单抗的风险更大[14]。在开始使用 TNF-α 抑制剂之前筛查和治疗潜伏性结核病可降低结核复发的风险[14]。因此，医生

续表

应该先仔细评估患者结核病的情况再进行TNF-α治疗。此外，医生还应反复筛查是否存在结核病暴露风险，面临感染结核病风险的患者需纳入考虑[14]。同时，TNF-α抑制剂可使细菌感染的风险增加2～4倍，最常见的感染包括上呼吸道感染、蜂窝织炎、尿路感染和肺炎。如果存在活动性感染则不应进行TNF-α治疗[14]。TNF-α抑制剂未见明显增加慢性病毒感染复发的风险。

关于类风湿患者使用TNF-α抑制剂导致充血性心力衰竭风险，目前的研究结果并不一致[14]。但据一项RCT研究报道，接受英夫利单抗治疗的患者因充血性心力衰竭死亡或住院的风险增加[9]。此外，FDA的MedWatch项目报道了使用英夫利单抗或依那西普治疗多种系统性自身免疫性疾病，其中47例患者出现心力衰竭或原有心力衰竭加重[29]。因此，TNF-α抑制剂在Ⅲ/Ⅳ级心力衰竭患者中是禁用的，任何等级的心力衰竭患者都应避免使用。起初的Meta分析报告类风湿患者中实体肿瘤的发生率较高，但随后更大样本量的病例分析表明其并未增加肿瘤的发病率[14]。然而，在一项对GPA（WG）患者的研究中（其中一些患者罹患巩膜炎），联合应用依那西普和环磷酰胺治疗的患者比单独使用环磷酰胺的患者发生肿瘤的风险明显增高（$P = 0.01$）[52]（图 9.4）。

生物制剂	英夫利单抗	依那西普	阿达木单抗	利妥昔单抗	阿巴西普	阿那白滞素
专利商品名	类克	恩利	修美乐	利妥昔单抗,美罗华	Orencia	Kineret
构成	TNF-α的嵌合单克隆抗体	INF-α受体融合蛋白	完全人源化的TNF-α单克隆抗体	CD20的嵌合单克隆抗体	CTLA4Ig	IL-1 受体拮抗剂
作用机制	结合至可溶性和膜性TNF-α	结合可溶性TNF-α和TNF-β	结合可溶性和膜分子B细胞绑定的TNF-α	结合CD20	通过CD28 ~ CD80/86阻断T细胞共刺激	
半衰期	9天	4天	14天	变量	13天	6小时
剂量	3 ~ 5mg/kg体重,分别在第0、第2、第6周用药，然后每8周1次。剂量可增加至10mg/kg或者增加注射频率	25mg每2周1次	40mg每两周1次，对于不完全反应的剂量，可每周给药	第1天和第15天各1000mg，每6 ~ 9个月重复	10mg/kg体重，分别在第0、第2、第4周用药，然后每个月1次	100 mg/d
用药	静脉内	皮下	皮下	静脉内	静脉内	皮下

CTLA4，细胞毒性T淋巴细胞抗原–4；IL，白介素；TNF，肿瘤坏死因子。

图9.4 经批准的生物制剂的性能（Watson等人[5]）

（5）IL-1 受体拮抗剂：阿那白滞素

阿那白滞素作为天然 IL-1 受体拮抗剂的类似物，是一种重组 IL-1 受体拮抗剂并可阻断 IL-1 的活性。IL-1 是一类促炎细胞因子，可通过诱导产生金属蛋白酶参与巩膜的破坏。类风湿患者的常规剂量为 100 mg/d 皮下注射，单独使用或与甲氨蝶呤联合使用均可。目前还没有证据表明阿那白滞素与肺结核风险增加有关[14]，但严重细菌感染风险增加，特别是同时使用激素的患者。如果出现了严重感染，则禁用阿那白滞素[14]。注射部位反应的发生比例高达 70%，但这些反应往往不需要治疗，而且在大多数患者中持续治疗后反应程度变得温和[14]。阿那白滞素归为 FDA 孕期 B 类药物（无明确危害但证据不足）[14]。

现已报道了 2 例类风湿相关性弥漫性前巩膜炎患者使用阿那白滞素治疗的病例[3]。一例患者英夫利单抗无效，另一例患者在依那西普治疗关节炎时发生了巩膜炎，两者开始时均给予皮下注射阿那白滞素 10 mg/w 联合甲氨蝶呤 10mg/w。第一例患者在治疗 8 周后症状明显好转，其巩膜炎在 3 年内未复发，且泼尼松逐减少至5mg/d，甲氨蝶呤剂量减少至7.5mg/w；第二例患者在开始治疗6周后巩膜炎缓解，并且单用阿那白滞素维持在1年内保持静止。

（6）IL-2 受体拮抗剂：达利珠单抗

达利珠单抗是一种人源的单克隆抗体，通过竞争性拮抗IL-2受体的α（Tac/CD25）亚基对活化T细胞产生免疫抑制作用，可有效地阻止IL-2介导的淋巴细胞激活。此类药物主要用于预防器官移植患者的移植排斥反应，但在巩膜炎和其他眼炎患者中也有一些成功的应用。但由于制造成本的原因，该药物已退出市场[5]。

（7）抗CD20抗体：利妥昔单抗

利妥昔单抗是一种来源于人和小鼠的单克隆嵌合抗CD20抗体。该药最初被批准用于治疗非霍奇金B细胞淋巴瘤，并已在许多B细胞相关的免疫性炎性疾病中得到研究。目前利妥昔单抗被批准用于治疗抗TNF-α治疗无效的类风湿性关节炎患者。推荐使用起始剂量为1000mg静脉注射2周，同时配合甲氨蝶呤使用，治疗周期为6～12个月。

CD20是一种B淋巴细胞表面抗原，由原始B淋巴细胞通过记忆B淋巴细胞表达，但不通过干细胞或浆细胞表达。作为一种抗CD20的嵌合单克隆抗体，利妥昔单抗可以通过多种机制减少$CD20^+$ B淋巴细胞，主要机制包括抗体依赖的细胞毒性、补体依赖的毒性和诱导细胞凋亡。利妥昔单抗可使外周血B淋巴细胞在一个疗程后耗竭长达9个月或更长时间。除产生自身抗体外，B淋巴细胞可产生促炎细胞因子，还可向T淋巴细胞呈递抗原，提供必需的共同刺激信号以促进T细胞活化、扩增和表达[31]。对于巩膜炎患者，通常静脉输注2次1g利妥昔单抗（同时给予100mg甲泼尼龙或同等效力激素），治疗间隔为2周。对于初次治疗有效的类风湿患者，利妥昔单抗的重复给药治疗被证明是有效的[14]。已报道的严重不良事件包括病毒活化、Ⅲ型过敏反应（在自身免疫性疾病患者中更为常见）和细胞因子释放综合征（可危及生命，多见于非霍奇金淋巴瘤患者）[31]。通常利妥昔单抗耐受性好，最常见的不良反应是轻中度输液反应。对孕妇而言，利妥昔单抗被FDA归为C类药物

（没有任何人类研究和动物研究显示有无风险，然而益处可能高于潜在的风险）[14]。

接受利妥昔单抗治疗的患者病毒感染的风险增加，如巨细胞病毒、单纯疱疹病毒、带状疱疹病毒、乙型肝炎病毒和JC病毒。据报道，部分使用利妥昔单抗治疗的非霍奇金淋巴瘤患者出现了致命的乙肝病毒活化。因此，利妥昔单抗禁忌用于乙肝患者，治疗前应排除乙型肝炎。此外，利妥昔单抗在丙型肝炎患者中是安全的[14]。使用利妥昔单抗治疗的患者已出现进展性多灶性白质脑病（PML）的病例，这些患者的基础状况异常存在罹患的风险[2]。严重细菌感染风险略有增加，且风险不会随着反复用药而进一步增加[14]。尚无证据表明利妥昔单抗治疗的非霍奇金淋巴瘤患者的结核发病率增加[14]。此外，利妥昔单抗不应在存在严重或机会性感染的情况下使用[14]。第一次治疗中输液反应最常见（高达35%），第二次及以后的输液反应则有所下降（5% ~ 10%）。在不影响疗效的情况下，同时静脉注射糖皮质激素可降低约30%输液反应的发生和严重程度[14]。

利妥昔单抗治疗巩膜炎的报道仅限于个案报道或小样本的病例报道。Chauhan 团队报道了 3 例成功使用利妥昔单抗治疗类风湿相关性巩膜炎。治疗方法为每疗程注射 2 次利妥昔单抗（每隔 2 周 1g），3 例患者在随访 6 个月（2 例）和 2 年（1 例）后关节和眼部炎症均可缓解[8]。Taylor 团队回顾了 10 例接受利妥昔单抗治疗的难治性眼科疾病肉芽肿合并多血管（GPA）（WG）。其中 3 例以顽固性巩膜炎为主要病因，且都使用环磷酰胺治疗，或在利妥昔单抗治疗开始时曾使用环磷酰胺治疗。这 3 例患者均在 7 个月内经单次利妥昔单抗注射（1g，输注间隔 2 周）缓解。其中 1 例患者在 6 个月时因 B 淋巴细胞和蛋白酶 3 的反复而接受重复治疗，但在此期间一直处于临床缓解状态。3 例患者均能将泼尼松龙逐渐减少至 ≤ 7.5mg/d，其中 1 例患者在随访 12 个月时需要同时使用硫唑嘌呤 100mg/d。在此研究中，利妥昔单抗的耐受性好，10 例患者均无明显不良反应[47]。

一项Ⅰ/Ⅱ期前瞻性、随机、剂量梯度的研究表明[4]，使用利妥昔单抗治疗难治性巩膜炎和非感染性眼眶炎症的耐受性较好。在研究的第1和第15天，患者随机接受500mg或1g利妥昔单抗注射液。初始治疗有反应者在24周后允许再治疗。该研究在24周和48周主要终点评估指标是激素剂量递减至少50%和疾病活动分级评分减少2级。在10例巩膜炎患者中，3例（30%）在第24周糖皮质激素逐渐减少；8例（80%）在疾病活动度评分上有改善；7例（70%）在32周时需要进行2次治疗。在总计有20例患者中，最初入组的7例患者有6例出现了早期输液后炎症加重；剩余13例患者中仅有2例（15%）出现，因为在输液时加用糖皮质激素降低了此项反应的比例。出现输液反应的患者共4例（20%），蜂窝织炎、复发性生殖器疱疹和银屑病加重各1例。

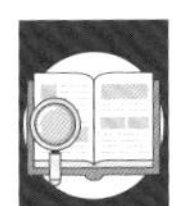

免疫抑制治疗和生物治疗的长期恶性肿瘤风险

免疫抑制剂和生物制剂导致恶性肿瘤的远期风险已经得到多项研究的关注，众多有价值的信息可从器官移植、风湿病、皮肤病和肠病研究中获得[28, 46]。这些研究表明，长期（超过 18 个月）使用环磷酰胺和苯丁酸氮芥等烷化剂，会增加血液恶性肿瘤和膀胱癌的风险；硫唑嘌呤和钙调磷酸酶抑制剂（如环孢霉素），可能不会增加癌症风险和死亡率；甲氨蝶呤和霉酚酸酯与癌症死亡率增加无关；生物制剂与恶性肿瘤风险增加无明显关系[48]。免疫抑制疗法可能增加了在紫外线暴露下罹患非黑色素性皮肤癌的风险[7]。最近关于生物制剂，特别是 TNF 抑制剂，治疗类风湿性关节炎患者罹患恶性肿瘤的研究，未表明生物制剂会使恶性肿瘤的风险增加[32, 49]。

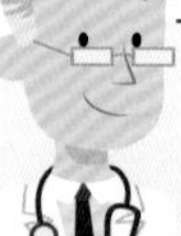

总结

免疫抑制剂治疗自身免疫性疾病的广泛应用，使得巩膜炎的治疗方法发生了显著变化[13, 37]。由于疗效良好、起效快和耐受性佳，生物制剂革命性地改变了自身免疫性疾病的治疗方法。虽然这些药物为治疗方案提供了非常必要的补充，但仍需谨慎使用。目前已有报道关于此类药物的严重不良反应，其长期安全性的资料依然缺乏，而且，相当一部分患者对此类药物的治疗反应差。当前的挑战仍然是使用生物制剂的时机问题。传统认为，生物制剂是患者对其他药物治疗无效时候的选择。目前的研究重点是如何尽早治疗以避免风湿病的潜在关节损伤和功能丧失及抑制巩膜炎的组织破坏[51]。总而言之，生物制剂在治疗自身免疫性疾病方面取得了令人欣喜的进展，为风湿性关节炎及对传统DMARDs治疗无效的坏死性巩膜炎患者提供了更多的治疗选择。

遵守道德要求

作者声明没有利益冲突。本文作者没有进行任何动物或人类研究。

（刘兆川　冯　珺　译）

参考文献

1. AKROUT R，FOURATI H，MNIF E，et al. Increased cardiovascular risk and premature atherosclerosis in rheumatoid arthritis. Ann Cardiol Angeiol（Paris），2012，61：267–273.
2. BERGER J R. Progressive multifocal leukoencephalopathy and newer biological agents. Drug Saf，2010，33：969–983.
3. BOTSIOS C，SFRISO P，OSTUNI P A，et al. Efficacy of the IL-1 receptor antagonist，anakinra，for the treatment of diffuse anterior scleritis in rheumatoid arthritis. Report of two cases. Rheumatology，2007，46：1042–1043.
4. BUTLER N J，LIM L L，GILES T R，et al. Rituximab in the treatment of refractory scleritis and non-infectious orbital inflammation：24 week outcomes from a phase I/II prospective，randomized study. The association for research in vision and ophthalmology. Fort Lauderdale，2011.
5. CAMPARA M，TZVETANOV I G，OBERHOLZER J. Interleukin-2 receptor blockade with humanized monoclonal antibody for solid organ transplantation. Expert Opin Biol Ther，2010，10：959–969.
6. CARAMASCHI P，BAMBARA L M，PIEROPAN S，et al. Anti-TNFalpha blockers，autoantibodies and autoimmune diseases. Joint Bone Spine，2009，76：333–342.
7. CARROLL R P，RAMSAY H M，FRYER A A，et al. Incidence and predic- tion of nonmelanoma skin

cancer post-renal transplantation: a prospective study in Queensland, Australia. Am J Kidney Dis, 2003, 41: 676–683.

8. CHAUHAN S, KAMAL A, THOMPSON R N, et al. Rituximab for treatment of scleri- tis associated with rheumatoid arthritis. Br J Ophthalmol, 2009, 93: 984–985.
9. CHUNG E S, PACKER M, LO K H, et al. Randomized, double-blind, placebo-controlled, pilot trial of infliximab, a chimeric monoclo- nal antibody to tumor necrosis factor-alpha, in patients with moderate-to-severe heart failure: results of the anti-TNF Therapy Against Congestive Heart Failure (ATTACH) trial. Circulation, 2003, 107: 3133–3140.
10. CUSH J, KAVANAUGH A. TNF-alpha blocking therapies. Philadelphia: Mosby Elsevier, 2008.
11. DANIEL E, THORNE J E, NEWCOMB C W, et al. Mycophenolate mofetil for ocular inflammation. Am J Ophthalmol, 2010, 149: 423–432. e1-e2.
12. DOCTOR P, SULTAN A, SYED S, et al. Infliximab for the treatment of refractory scleritis. Br J Ophthalmol, 2010, 94: 579–583.
13. ERKANLI L, AKOVA Y, GUNEY-TEFEKLI E, et al. Clinical features, prognosis, and treat-ment results of patients with scleritis from 2 tertiary eye care centers in Turkey. Cornea, 2010, 29: 26–33.
14. FURST D E, KEYSTONE E C, BRAUN J, et al. Updated consensus statement on biological agents for the treatment of rheumatic diseases, 2010. Ann Rheum Dis, 2010, 70(S1): i2–i36.
15. GALOR A, JABS D A, LEDER H A, et al. Comparison of antimetabolite drugs as corticosteroid-spar-

ing therapy for noninfectious ocular inflammation. Ophthalmology，2008，115：1826–1832.

16. GANGAPUTRA S，NEWCOMB C W，LIESEGANG T L，et al. Methotrexate for ocu- lar inflammatory diseases. Ophthalmology，2009，116：2188–2198.
17. GAUJOUX-VIALA C，SMOLEN J S，LANDEWÉ R，et al. Current evidence for the management of rheu- matoid arthritis with synthetic disease-modifying antirheumatic drugs：a systematic literature review informing the EULAR recommendations for the management of rheumatoid arthritis. Ann Rheum Dis，2010，69：1004–1009.
18. GOLDSTEIN D A，FONTANILLA F A，KAUL S，et al. Long-term follow-up of patients treated with short-term high-dose chlorambucil for sight-threatening ocular inflammation. Ophthalmology，2002，109：370–377.
19. HERNANDEZ-ILLAS M，TOZMAN E，FULCHER S F A，et al. Recombinant human tumor necrosis factor receptor Fc fusion protein （Etanercept）：experience as a therapy for sight-threatening scleritis and sterile corneal ulceration. Eye Contact Lens Sci Clin Pract，2004，30：2–5.
20. HOOPER C Y，MCCLUSKEY P. Immune modulation and anti- inflammatory therapy in ocular disorders. Heidelberg：Springer，2014.
21. HOOPER C，TAYLOR S，LIGHTMAN S. Uveitis in rheumatic diseases. Curr Rheumatol Rev，2011，7：24–38.
22. JABS D，MUDUN A，DUNN J P，et al. Episcleritis and scleritis：clinical features and treatment results.

Am J Ophthalmol，2000，130：469–476.

23. JABS D A，ROSENBAUM J T，FOSTER C S，et al. Guidelines for the use of immunosup- pressive drugs in patients with ocular inflammatory disorders：recommendations of an expert panel. Am J Ophthalmol，2000，130：492–513.
24. KACMAZ R O，KEMPEN J H，NEWCOMB C，et al. Cyclosporine for ocular inflammatory diseases. Ophthalmology，2010，117：576–584.
25. KAPLAN-MESSAS A. Methotrexate as a first-line corticosteroid-sparing therapy in a cohort of uveitis and scleritis. Ocul Immunol Inflamm，2003，11：131–139.
26. KEMPEN J H，DANIEL E，GANGAPUTRA S，et al. Methods for identifying long-term adverse effects of treatment in patients with eye diseases：the Systemic Immunosuppressive Therapy for Eye Diseases（SITE）Cohort Study. Ophthalmic Epidemiol，2008，15：47–55.
27. KEMPEN J H，GANGAPUTRA S，DANIEL E，et al. Long-term risk of malignancy among patients treated with immunosuppressive agents for ocular inflammation：a critical assessment of the evidence. Am J Ophthalmol，2008，146：802–812. e1.
28. KINLEN L J. Incidence of cancer in rheumatoid arthritis and other disorders after immunosup- pressive treatment. Am J Med，1985，78：44–49.
29. KWON H J，COTE T R，CUFFE M S，et al. Case reports of heart failure after therapy with a tumor necrosis factor antagonist. Ann Intern Med，2003，138：807–811.
30. LANGFORD C A. Use of a cyclophosphamide-in-

duction methotrexatemaintenance regimen for the treatment of Wegener's granulomatosis: extended follow-up and rate of relapse. Am J Med, 2003, 114: 463–469.

31. LEE S, BALLOW M. Monoclonal antibodies and fusion proteins and their complications: targeting B cells in autoimmune diseases. J Allergy Clin Immunol, 2010, 125: 814–820.
32. LOPEZ-OLIVO M A, TAYAR J H, MARTINEZ-LOPEZ J A, et al. Risk of malignancies in patients with rheumatoid arthritis treated with biologic therapy: a metaanalysis. JAMA, 2012, 308: 898–908.
33. MESSMER E M, FOSTER C S. Destructive corneal and scleral disease associated with rheumatoid arthritis. Medical and surgical management. Cornea, 1995, 14: 408–417.
34. OSTENSEN M, LOCKSHIN M, DORIA A, et al. Update on safety during pregnancy of biological agents and some immunosuppressive anti-rheumatic drugs. Rheumatology, 2008, 47 (S3): iii28–iii31.
35. PASADHIKA S, KEMPEN J H, NEWCOMB C W, et al. Azathioprine for ocular inflammatory diseases. Am J Ophthalmol, 2009, 148: 500–509. e2.
36. PUJARI S S, KEMPEN J H, NEWCOMB C W, et al. Cyclophosphamide for ocular inflammatory diseases. Ophthalmology, 2010, 117: 356–365.
37. RACHITSKAYA A, MANDELCORN E D, ALBINI T A. An update on the cause and treatment of scleritis. Curr Opin Ophthalmol, 2010, 21: 463–467.
38. RESTREPO J P, MOLINA M P. Successful treatment

of severe nodular scleritis with adalimumab. Clin Rheumatol，2010，29：559–561.

39. SAINZ DE LA MAZA M，MOLINA N，GONZALEZ-GONZALEZ L A，et al. Scleritis therapy. Ophthalmology，2012，119：51–58.

40. SEN H N，SANGAVE A，HAMMEL K，et al. Infliximab for the treatment of active scleritis. Can J Ophthalmol，2009，44：e9–e12.

41. SMITH J R，MACKENSEN F，ROSENBAUM J T. Therapy insight：scleritis and its relationship to systemic autoimmune disease. Nat Clin Pract Rheumatol，2007，3：219–226.

42. SMITH J R，LEVINSON R D，HOLLAND G N，et al. Differential efficacy of tumor necrosis factor inhibition in the management of inflammatory eye disease and associated rheumatic disease. Arthritis Rheum，2001，45：252–257.

43. SOBRIN L，CHRISTEN W，FOSTER C S. Mycophenolate mofetil after methotrexate failure or intolerance in the treatment of scleritis and uveitis. Ophthalmology，2008，115：1416–1421.

44. SOBRIN L，KIM E C，CHRISTEN W，et al. Infliximab therapy for the treatment of refractory ocular inflammatory disease. Arch Ophthalmol，2007，125：895–900.

45. STONE J H. Polyarteritis nodosa. JAMA，2002，288：1632–1639.

46. SZEKANECZ E，ANDRAS C，SANDOR Z，et al. Malignancies and soluble tumor antigens in rheumatic diseases. Autoimmun Rev，2006，6：42–47.

47. TAYLOR S R J，SALAMA A D，JOSHI L，et al. Rituximab is effective in the treatment of refracto-

ry ophthalmic Wegener's granulomatosis. Arthritis Rheum, 2009, 60: 1540–1547.

48. THORNE J E, JABS D A, QAZI F A, et al. Mycophenolate mofetil therapy for inflammatory eye disease. Ophthalmology, 2005, 112: 1472–1477.

49. WAKEFIELD D, DI GIROLAMO N, THURAU S, et al. Scleritis: immunopathogenesis and molecular basis for therapy. Prog Retin Eye Res, 2013, 35: 44–62.

50. WAKEFIELD D, MCCLUSKEY P. Cyclosporin therapy for severe scleritis. Br J Ophthalmol, 1989, 73: 743–746.

51. WATSON P, HAZELMAN B, MCCLUSKEY P, et al . The sclera and systemic conditions. 3rd ed. London: JP Medical, 2012.

52. WEGENER'S GRANULOMATOSIS ETANERC TRIAL RESEARCH GROUP. Etanercept plus standard therapy for Wegener's granulomatosis. N Engl J Med, 2005, 352: 351–361.

53. YOUNG A L, WONG S M, LEUNG A T S, et al. Successful treatment of surgically induced necrotizing scleritis with tacrolimus. Clin Exp Ophthalmol, 2005, 33: 98–99.

附录：英文简写对照列表

英文简写	英文全称	对应中文
A		
AACG	acute angle-closure glaucoma	急性闭角型青光眼
AAV	ANCA-associated vasculitis	抗中性粒细胞胞浆抗体相关性血管炎
ACPA	anti-citrullinated protein antibodies	抗瓜氨酸化蛋白抗体
AIDS	acquired immune deficiency syndrome	获得性免疫缺陷综合征，艾滋病
ANA	antinuclear antibodies	抗核抗体
ANCA	antineutrophil cytoplasmic antibody	抗中性粒细胞胞浆抗体
APC	antigen-presenting cell	抗原呈递细胞
AS	ankylosing spondylitis	强直性脊柱炎
B		
BRiSK	biome representational in silico karyotyping	典型生物组硅胶核型分析
C		
CD	cluster of differentiation	分化抗原
COX	cyclooxygenase	环氧合酶
CSS	Churg–Strauss syndrome	楚格-施特劳斯综合征
CT	computerized tomography	计算机断层显像

续表

英文简写	英文全称	对应中文
D		
DC	dendritic cell	树突状细胞
DMARDs	disease modifying antirheumatic drugs	改善病情抗风湿药物
DNA	deoxyribonucleic acid	脱氧核糖核酸
E		
EAU	experimental autoimmune uveitis	实验性自身免疫性葡萄膜炎
ECM	extracellular matrix	细胞外基质
F		
FBC	full blood count	全血细胞计数
FDA	Food and Drug Administration	美国食品药品管理局
G		
GAGs	glycosaminoglycans	糖胺聚糖
GFP	green fluorescent protein	绿色荧光蛋白
GPA	polyangiitis	多血管炎
GPA	granulomatosis with polyangiitis	肉芽肿性多血管炎
H		
HEV	high endothelial venules	高内皮微静脉
HLA	human leukocyte antigen	人类白细胞抗原
HSV	herpes simplex virus	单纯疱疹病毒

续表

英文简写	英文全称	对应中文
I		
IBD	inflammatory bowel disease	炎症性肠病
ICAM-1	intercellular adhesion molecule 1	细胞间黏附分子-1
IGRAs	interferon-gamma release assays	干扰素-γ释放试验
IL	interleukin	白介素
IMT	immunomodulatory therapy	免疫调节疗法
IOP	intraocular pressure	眼压
L		
LFA-1	lymphocyte function-associated antigen- 1	淋巴细胞功能相关抗原1
LYVE-1	lymphatic vessel endothelial hyaluronan receptor-1	淋巴管内皮透明质酸受体-1
M		
MMP	matrix metalloproteinase	基质金属蛋白酶
MPO	myeloperoxidase	髓过氧化物酶
MRI	magnetic resonance imaging	磁共振成像
N		
NETs	neutrophil extracellular traps	中性粒细胞胞外菌网
NHL	non-Hodgkin lymphoma	非霍奇金淋巴瘤

续表

英文简写	英文全称	对应中文
NSAIDs	nonsteroidal anti-inflammatory drugs	非甾体抗炎药
NTM	nontuberculous mycobacteria	非结核分枝杆菌
O		
OCT	ocular coherence tomography	光学相干断层扫描
P		
PA	Psoriatic arthritis	银屑病性关节炎
PAN	polyarteritis nodosa	结节性多动脉炎
PCP	pneumocystis carinii pneumonia	卡氏肺囊虫肺炎
PCR	polymerase chain reaction	聚合酶链反应
PML	progressive multifocal leukoencephalopathy	进展性多灶性脑白质病
PR3	proteinase 3	蛋白酶3
PTG	proteoglycan	蛋白多糖
PUK	peripheral ulcerative keratitis	边缘溃疡性角膜炎
R		
RA	rheumatoid arthritis	类风湿性关节炎
RNA	ribonucleic acid	核糖核酸
ROS	reactive oxygen species	活性氧
RP	relapsing polychondritis	复发性多软骨炎

续表

英文简写	英文全称	对应中文
S		
SINS	surgically induced necrotising scleritis	术源性坏死性巩膜炎
SITE	Systemic Immunosuppressive Therapy for Eye Diseases	眼部疾病的全身免疫抑制疗法
SLE	systemic lupus erythematosus	系统性红斑狼疮
T		
TB	tubercle bacillus	肺结核
TIMP	tissue inhibitor of matrix metalloproteinase	基质金属蛋白酶组织抑制剂
TMD	Terrien's marginal degeneration	Terrien角膜边缘变性
TNF	tumor necrosis factor	肿瘤坏死因子
U		
UC	ulcerative colitis	溃疡性结肠炎
V		
VAP-1	vascular adhesion molecule-1	血管黏附分子-1
VCAM-1	vascular cell adhesion molecule 1	血管细胞黏附分子1
VLA-4	very late antigen 4	极晚期抗原4
VZV	varicella zoster virus	水痘带状疱疹病毒